Carsten Klemann

Fußreflexzonen-massage

Einfache Anleitungen für die ganzheitliche Selbstbehandlung. Schmerzen und Beschwerden dauerhaft lindern und Stress abbauen

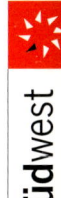

südwest

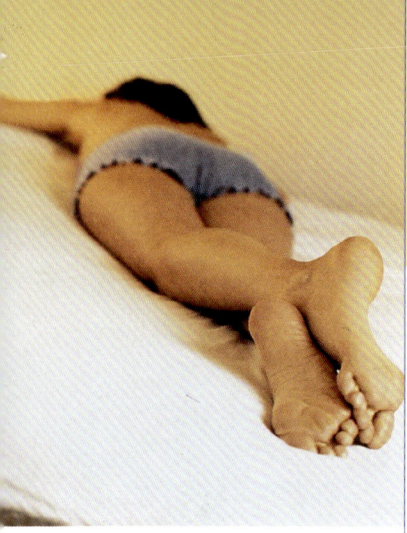

Inhalt

Füße gut, alles gut: Eine Fußreflexzonenmassage wirkt nicht nur bei speziellen Beschwerden, sondern steigert auch das allgemeine Wohlbefinden.

Keine Sorge: Mit der Zeit werden Sie sich in der Landschaft Ihrer Fußreflexzonen immer besser auskennen.

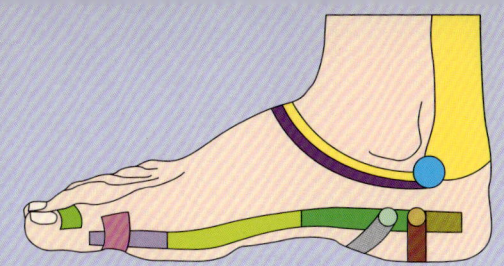

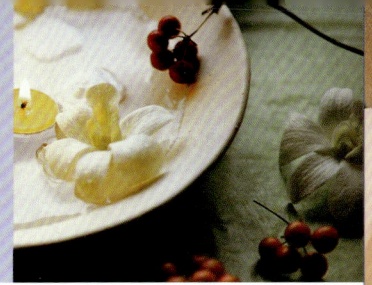

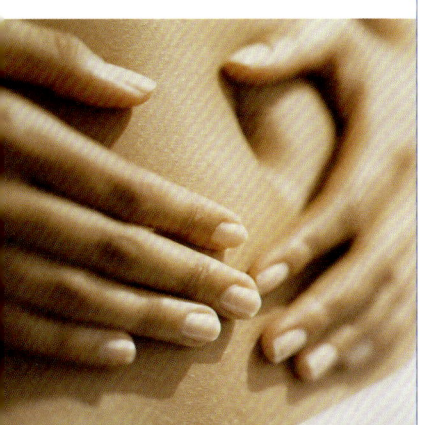

*Die Fußreflexzonenmassage hat
sich besonders bei Verdauungsbeschwerden und Magenschmerzen bewährt.*

Reflexzonenmassage als Therapie 68

*Wenn Ihnen der stressige Alltag
zu viel wird, sollten Sie sich von
Zeit zu Zeit eine entspannende
Massage der wichtigsten Fuß-
reflexzonen in angenehmmem
Ambiente gönnen.*

Eine vielseitige Therapie

Gesund sein und Wohlbefinden verspüren – zwei Wünsche, die oft nicht leicht zu erfüllen sind. Stress, schädliche Umweltbedingungen, Infektionen oder die Veranlagung für Krankheiten stören Körper und Seele. Eine der besten Möglichkeiten, das eigene Wohlbefinden zu stärken und es buchstäblich in die eigene Hand zu nehmen, ist die Fußreflexzonenmassage.

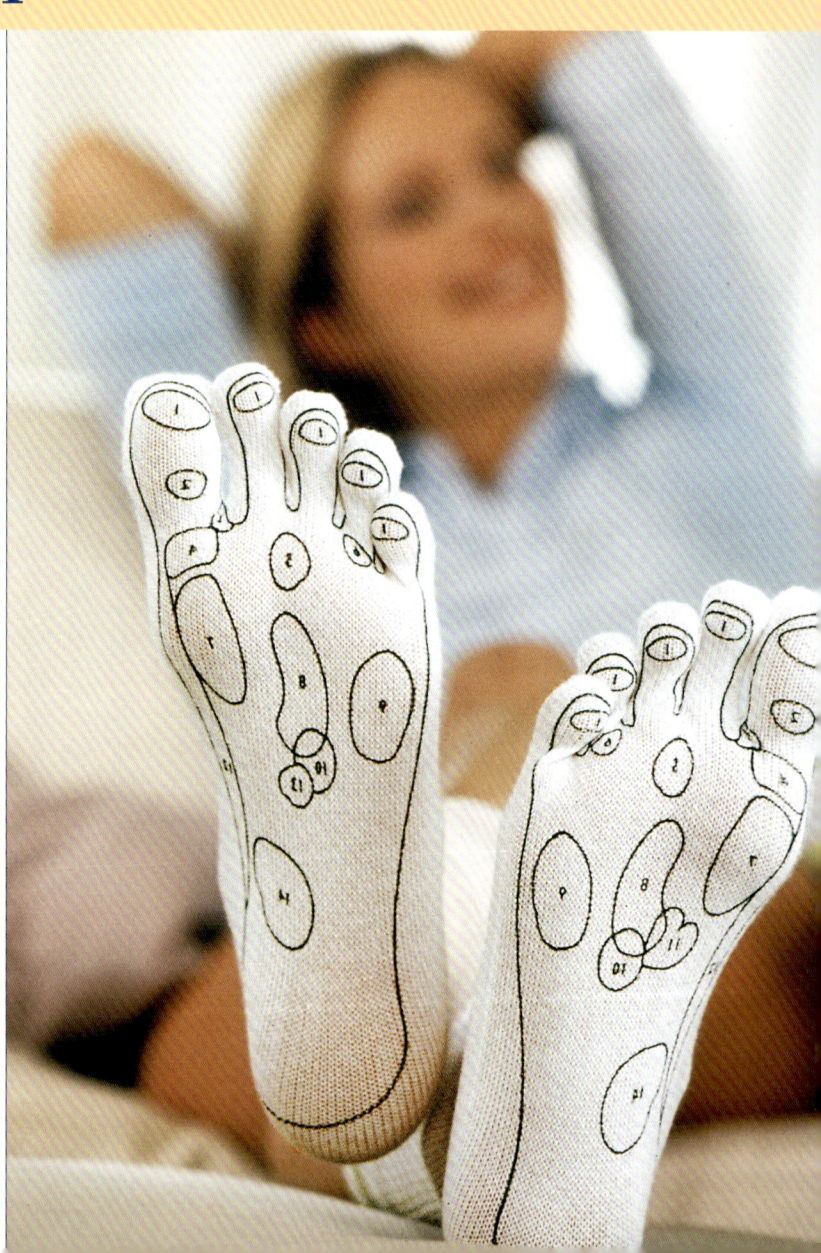

Warum Reflexzonenmassage?

Die Mediziner früherer Hochkulturen und Naturvölker halfen Patienten mit Mitteln, von denen heutige Hausärzte oft keine Ahnung haben. Denn die moderne Medizin entwickelt ihre Mittel durch Tests im Labor, chemische Analysen und Untersuchungen unter dem Mikroskop. Die Naturheilkunde kümmert sich hingegen um Erfahrungen nach dem Motto: Gut ist, was hilft. Kein Wunder, denn früher gab es kein hoch spezialisiertes Gesundheitssystem. Die Menschen mussten sich selbst helfen oder sich an Heilkundler wenden, die Therapien mit ihren fünf Sinnen entwickelten. Sie erkundeten, wie Pflanzenkräuter oder äußere Anwendungen wie Salben oder Massagen auf den Organismus wirkten. Laboratorien und chemische Präparate oder Röntgengeräte besaßen sie nicht. Chirurgie wurde nur sehr beschränkt betrieben.

Trotz unserer modernen Möglichkeiten sind Krankheiten nach wie vor eine der größten Geißeln der Menschheit. Gleichzeitig mit dem wissenschaftlichen Fortschritt der letzten 100 Jahre breiteten sich die so genannten Zivilisationskrankheiten immer mehr aus – darunter vor allem Krebs- und Herz-Kreislauf-Erkrankungen sowie Diabetes mellitus.

Gesund bleiben – aber wie?

Die moderne Medizin kann viele Krankheiten gut behandeln, kümmert sich aber weniger um die Vorbeugung und ist gegen chronische Leiden oft machtlos. Deshalb ist es nützlich, auch andere, bewährte Wege zu gehen. Gerade weil naturheilkundliche Verfahren wie z. B. die Reflexzonenmassage stark beobachtend und weniger streng wissenschaftlich vorgehen, beschäftigt sie sich mehr mit dem Menschen als Ganzes.

Wer Reflexzonenmassage anwendet, beugt Leiden vor und kann bei leichteren Beschwerden oft auf Medikamente verzichten. Große Kosten lassen sich dadurch sparen. Und auch hier gilt: Probieren geht über Studieren. Wer skeptisch ist, sollte einfach losmassieren und beobachten, wie der Körper reagiert oder ob Beschwerden verschwinden.

Die Fußreflexzonenmassage hilft, die Entstehung von Krankheiten zu verhindern. Sie beruhigt die Nerven, stärkt das Immunsystem und fördert die gesunden Funktionen der Organe. Oft verschwinden bei ihrer Anwendung Leiden auf erstaunliche Weise: durch Massagedruck auf die richtigen Stellen.

Einfache Handhabung

Die Reflexzonenkunde geht davon aus, dass innere Organe und andere Teile des Körpers durch Massagen der Füße zu beeinflussen sind: Jedes Organ steht mit einer bestimmten Reflexzone der Füße in Kontakt. Behandelt man diese, wird heilsam auf das Organ eingewirkt. Sie erfahren in diesem Buch, wie Sie die Reflexzonen erkennen und nach einiger Übung leicht behandeln können. Der hintere Teil beschreibt die Anwendung bei speziellen Beschwerden, bzw. für gesundheitliche Ziele, die Sie sich setzen. Reflexzonenmassage ist auch hervorragend zur allgemeinen Stärkung und Erfrischung geeignet, wobei sie den Körper ebenso wie die Seele anspricht. Sie gehört ohne Zweifel zu den besten naturheilkundlichen oder komplementärmedizinischen Verfahren. Diese sollen die Schulmedizin nicht ersetzen, sondern erfolgreich ergänzen. Wie gut dies der Reflexzonentherapie gelingt, belegen zahllose Patientenberichte. Selbst das äußerst kritische Standardwerk über komplementäre Therapien »Bittere Pillen der Naturmedizin« stuft die Reflexzonentherapie als sehr zweckmäßig ein, wenn sie sachgerecht vorgenommen wird und nicht an Stelle einer notwendigen ärztlichen Behandlung geschieht.

Vorzüge der Reflexzonentherapie

- Jeder kann sie an sich selbst oder gemeinsam mit einem Partner durchführen.
- Sie fördert die Vitalität und Widerstandskraft gegen Krankheiten.
- Bei leichteren Krankheiten kann sie wesentlich zur Heilung betragen. Aber auch bei schwerer wiegenden Störungen, z. B. rheumatischen Erkrankungen, Allergien oder Wechseljahrebeschwerden, ist sie als Ergänzung ärztlicher Therapien oft überraschend erfolgreich.
- Die Fußreflexzonentherapie hilft, Krankheiten zu erkennen, bevor sie Symptome zeigen.
- Sie hat bei richtiger Anwendung keine Nebenwirkungen, kostet nichts und benötigt nur ein Hilfsmittel: die Hände.

Mit den Füßen durch die Welt

Ein Mensch läuft in seinem Leben im Schnitt viermal um den ganzen Erdball. Doch viele sehen ihre Füße nur, wenn sie unter die Dusche oder ins Bett steigen. Der Grund dafür sind Evolution und Kulturgeschichte. Vor über zwei Millionen Jahren begann der Mensch – als noch sehr affenähnliches Wesen –, sich im aufrechten Gang zu üben. Das Leben in den Bäumen wurde gegen ein bodenständiges Dasein ausgetauscht. Das menschliche Gehirn und seine Leistungen wuchsen stark an. Ein Fell, tierische Robustheit oder Krallen wurden überflüssig, als Feuerwärme, Behausungen und Werkzeuge zur Verfügung standen.

Mit der Vernunft kamen die Schuhe

Zu Fuß eroberte sich der Mensch fast alle Regionen des Erdballs. Um die Füße den klimatischen und geologischen Umständen besser anzupassen, bekamen sie einen stabilen Schutzkörper namens Schuh verpasst. Die meisten Menschen tragen Schuhe von morgens bis abends.

Die Füße werden deshalb oft vernachlässigt. Sie gelten als weniger edel als die Hände, die so vielfältige Tätigkeiten verrichten wie beispielsweise das Schreiben und Musizieren. Mit den Füßen hingegen steht man »im Dreck«. Sie sind sehr weit vom Kopf entfernt, und wir müssen uns zu ihnen hinabbeugen. In Wahrheit aber haben die Füße täglich einen sehr großen Einfluss auf Körper und Seele – und diesen nutzt die Reflexzonenmassage.

Füße sind sensible Messinstrumente

Mit unseren Füßen kommen wir vorwärts und »stellen« uns Probleme – damit wir »auf eigenen Füßen stehen«. Sie gehören zu den Körperteilen, die am häufigsten spürbaren Kon-

Unsere Füße sind täglich großen Belastungen ausgesetzt und gleichzeitig sehr sensibel. Ihre Fähigkeiten waren wichtig für die Menschheitsentwicklung. Dies erklärt, warum die Füße großen Einfluss auf den gesamten Körper haben. Viele Sprichwörter und Redewendungen drehen sich um die Füße. Ein »Hasenfuß« ist feige, wer »kalte Füße« bekommt, hat den Mut verloren. Als »fußlahm« gilt im übertragenen Sinn ein passiver Mensch. Dinge und Ideen »fußen« auf einem tieferen Grund.

takt mit der Welt haben. Sie sind sensible Messinstrumente und eine Art Außenminister des Gehirns. Ihm teilen sie über Nervenbahnen »laufend« mit, wie beschwerlich ein Weg ist – ob er auf- oder abwärts geht, ob wir balancieren oder vorsichtig über spitze Steine gehen müssen. Beim Klettern, wo die Füße oft nicht zu sehen sind, ist es lebenswichtig, durch ihre Sensibilität zu erfahren, wo man Halt findet. Und da unsere urzeitlichen Vorfahren auf Bäumen lebten, ist leicht zu erklären, warum die Füße mit besonders vielen Nervenverbindungen ausgestattet sind, und zwar mit den meisten des Körpers. Man muss nur einmal daran denken, wie artistisch Affen ihre Zehen und Füße einsetzen – das konnten die menschlichen Vorfahren ebenfalls. Zum Glück spürt man auch heute noch durch dicke Schuhe hindurch, ob man in Sumpf oder Wasser gerät. Eine sehr unangenehme Empfindung sind kalte Füße – als ob die Wurzeln des eigenen Körpers geschädigt werden. In der Tat lösen kalte Füße über Nervenbahnen einen Reflex aus, der die Durchblutung der Nasenschleimhaut hemmt. In diesem Fall droht eine Erkältung.

Jeder Mensch steht auf sechs Ballen

An der Spitze des Fußes befindet sich der »hervorragende« große Zeh. Er besitzt nur zwei Glieder und ist kräftiger als seine vier Nachbarn mit ihren jeweils drei Gliedern. In Füßen und Händen befinden sich übrigens fast die Hälfte aller Kno-

Bild links:
A: Zehenglieder, B: Mittelfußknochen, C: Keilbeine, D: Kahnbein, E: Würfelbein, F: Sprungbeinkopf, G: Gelenkfläche des Sprungbeins

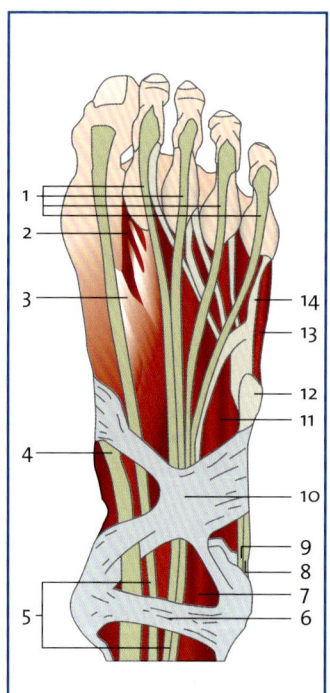

8

chen des Körpers. Als »Vorhut« testet der Zeh das Badewasser oder betastet und bewegt Dinge in Bodennähe. Alle fünf Zehen eines Fußes besitzen an der Unterseite des obersten Gliedes ein sensibles Polster. Auf der oberen Seite liegen die Zehennägel. Dabei handelt es sich um die Rückbildungen von Krallen, die unsere tierische Vergangenheit beweisen. Heute, verpackt in luftdichten Socken und Schuhen, sind sie oft ein Nährboden für Fußpilz.

Die Zehenglieder enden in den fünf Grundgelenken des Fußes. Dann schließen sich bis zur Ferse die sieben Fußwurzelknochen an. Sie erstrecken sich über den Mittelfuß. Dank ihrer Architektur gibt es auf der Fußsohle drei Ballen, die das Gewicht des Körpers abfedern: unterhalb des kleinen und großen Zehs sowie an der Ferse.

Oberhalb der Ferse sitzt das Sprunggelenk. Der obere Teil des Knöchels sorgt für das Heben und Senken des Fußes, der untere für kreisende Bewegungen.

Viele Menschen kennen den Aufbau ihrer Füße nur wenig, weil diese so oft in Schuhen verborgen und den Augen nicht so nah sind wie die Hände. Eine Reflexzonenmassage ändert das Verhältnis zu den oft vernachlässigten Extremitäten.

Der Aufbau des Fußes

- Die fünf Zehen gehen in fünf deutlich tastbare Mittelfußknochen über.

- Danach folgen sieben Fußwurzelknochen. Hinter dem Mittelfußknochen des Großzehs liegt eines der drei so genannten Keilbeine. Die zwei anderen liegen hinter den beiden benachbarten Mittelfußknochen.

- Hinter den drei Keilbeinen erstreckt sich das Kahnbein.

- Neben dem dritten Keilbein und dem Kahnbein sitzt das Würfelbein. Man findet es hinter den beiden äußersten Mittelfußknochen.

- Hinter dem Kahnbein liegt der Sprungbeinkopf. Das hintere Drittel des Fußes wird hauptsächlich vom Fersenbein eingenommen.

Seite 8, Bild rechts:
1: Sehnen des langen Zehenstreckers, 2: Zwischenknochenmuskel, 3: kurzer Großzehenstrecker, 4: Sehnen des vorderen Schienbeinmuskels, 5: langer Großzehenstrecker, 6: queres Verbindungsband, 7: langer Zehenstrecker, 8: Sehne des langen Wadenbeinmuskels, 9: Sehne des kurzen Wadenbeinmuskels, 10: Kreuzband, 11: kurzer Zehenstrecker, 12: Wurzel des fünften Mittelfußknochens, 13: Muskulatur des Kleinzehenballens, 14: Schaft des fünften Mittelfußknochens

Der Fuß als Abbild des Körpers

Die Form des Fußes versetzte schon viele in Erstaunen. Betrachtet man ihn nämlich von der Seite, erinnert er an den menschlichen Körper im Profil. So könnte der große Zeh seitlich betrachtet wie eine Miniatur des Kopf- und Schulterbereichs angesehen werden. An der Fußinnenseite verläuft ab dem Grundgelenk des Großzehs (seitlich betrachtet) die Wirbelsäule. An der Ferse schließt sich die Beckenregion an.

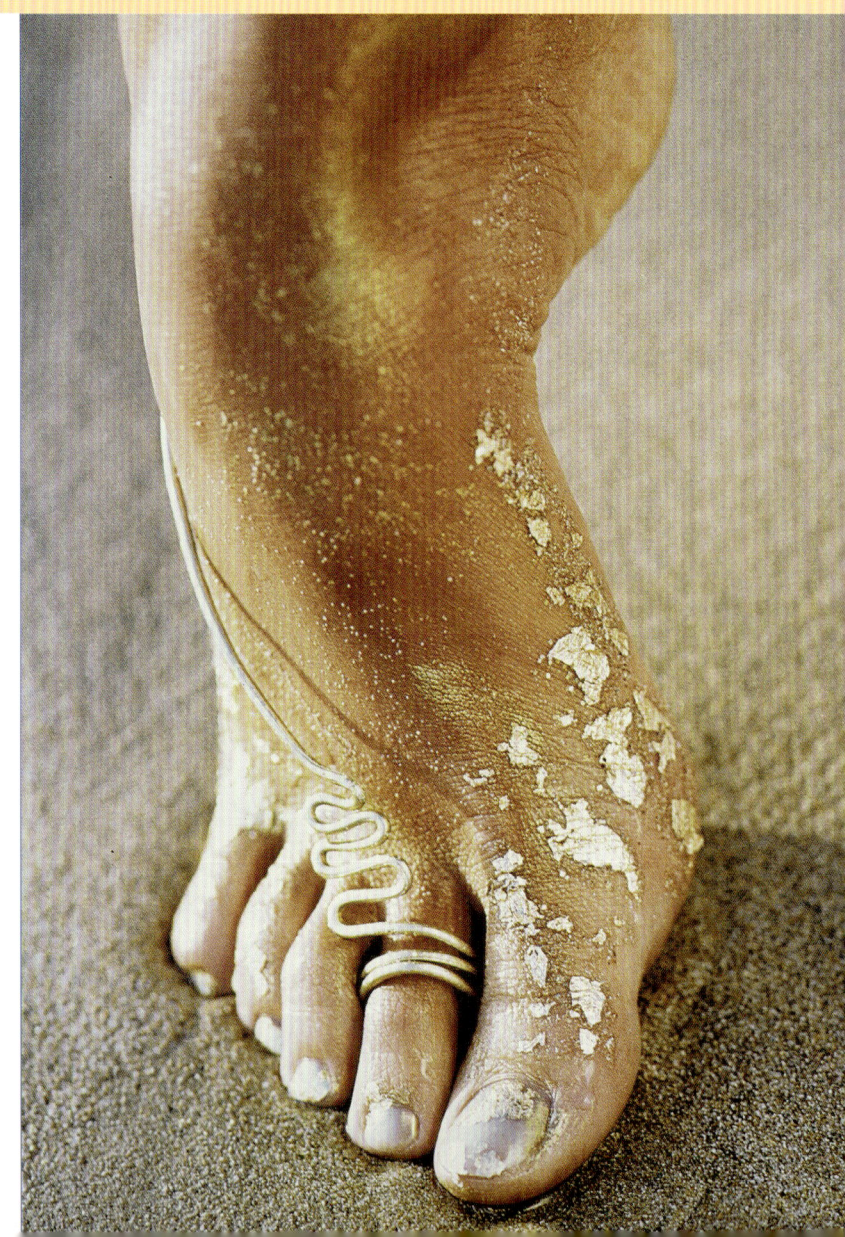

Reflexzonen und Organe

Angelehnt an die Vorstellung, dass der Fuß von der Seite betrachtet dem menschlichen Körper im Profil entspricht, unterteilt die Reflexzonenkunde den Fuß in drei Gebiete.

☐ Oberhalb der Grundgelenke, also auf den Zehen, befinden sich die Reflexzonen für den Kopf und den Halsbereich.

☐ Unterhalb der Grundgelenke, im Mittelfuß, erstrecken sich die Reflexzonen von Brust und Oberbauch – z. B. Herz, Lunge und Magen.

☐ Im Fersenbereich folgen die Darmzonen. Nahe den Fersenknöcheln erstrecken sich die Zonen der Geschlechtsorgane.

Das einflussreiche Nervensystem

Die moderne Wissenschaft hat bisher nur teilweise entschlüsselt, warum Haut- und Massagetherapien oft so gut wirken. Ähnlich wie bei der auch sehr erfolgreichen Akupunktur steht man vor vielen Rätseln. Fest steht: Das Innere des Körpers mit all seinen Organen ist komplett durch Nervenleitungen vernetzt. Diese wiederum durchlaufen das Rückenmark, das in der Wirbelsäule sitzt. Zwischen den Rückenwirbeln entspringen ganze Bündel von Nervenfasern, die bis zu den Körperteilen reichen, für die sie zuständig sind. Sie leiten Befehle des Gehirns weiter: Wenn der Mund lächeln soll, schickt das Gehirn entsprechende Signale zu den Nervenfasern im Mark der Halswirbelsäule. Diese Nerven sind mit Gesichtsmuskeln verbunden, die genau das tun, was die Signale ihnen befehlen. Auch umgekehrt gibt es eine Verständigung: Wird es dem Gesicht zu heiß, teilen wiederum andere Nerven dies dem Gehirn mit. Das Gehirn befiehlt nun dem Körper, aus der Sonne zu gehen. Dafür müssen die entsprechenden Informationen bis zur Lendenwirbelsäule wandern. Denn hier sitzen Nervenfasern, die die Beinmuskulatur in Gang bringen.

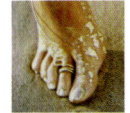

Info

Die Vorstellung, über die Hautoberfläche innere Organe behandeln zu können, ist alt. Schon die Ägypter der Pharaonenzeit, die amerikanischen Indianer und chinesischen Heilkundler vor 4000 Jahren heilten auf diese Weise.

Wie man sieht, stellt das Gehirn Zusammenhänge zwischen ganz unterschiedlichen Nervenfasern her. Ebensolche Zusammenhänge schafft es zwischen äußeren Eindrücken und dem Inneren des Körpers. Diese Kommunikation kann man therapeutisch nutzen.

Die Headschen Zonen

Der englische Wissenschaftler Sir Henry Head (1861–1940) stellte fest, dass Nervensignale eines inneren Organs auch eine bestimmte Stelle auf der Haut erreichen. Bei einer Erkrankung des Magens reagiert die zugehörige Stelle auf der Haut deshalb z. B. mit Juckreiz oder Rötungen. Wird die Haut behandelt, verschwinden häufig die Magensymptome.

Es sollte jedoch niemand glauben, Organnerven seien direkt mit den entsprechenden Fußreflexzonen »verkabelt«. Eine solche physische Verbindung existiert nicht. Durch welche Mechanismen genau Fußreflexzonen und Organe miteinander in Verbindung treten und eine Heilwirkung ausgelöst wird, ist unbekannt. Auch in der Reflexzonenkunde ist aber eine der wichtigsten Erfahrungen: Wenn eine bestimmte Zone schmerzt oder andere unangenehme Symptome zeigt, ist oft auch das verbundene Organ erkrankt oder kurz davor zu erkranken. Gezielte therapeutische Massagen können dann das Leiden lindern, heilen oder abwenden.

Die Landkarte des Körpers

Jedes Organ wird von einer oder mehreren Längszonen durchlaufen. Wenn man dieselben Längszonen auf dem Fuß massiert, kann man auf dieses Organ einwirken. Die Querzonen helfen zusätzlich, die richtige Reflexzone auf den Füßen zu finden. Sie zeigen, welchen horizontalen Raum ein Organ einnimmt, also wie es in die Breite geht. Da der Fuß als Abbild

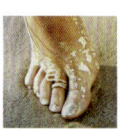

Info

Nerven, die aus der Halswirbelsäule entspringen, regulieren u. a. den oberen Blutkreislauf des Körpers und die Funktion der Schilddrüse. Brustwirbelnerven haben Einfluss auf Lunge und Magen, Nerven der Lendenwirbel auf Geschlechtsorgane, Beine und Füße.

Die Entwicklung der Reflexzonenkunde

Das Große spiegelt sich im Kleinen wider. So glaubt die chinesische Medizin, dass im Körper – und auch im Fuß – dieselben Gesetze wie im Kosmos gelten.

Der Wegbereiter der modernen Reflexzonenkunde war der amerikanische Mediziner William Fitzgerald (1872–1942). Er studierte die Massagetherapien nordamerikanischer Indianerstämme und versuchte, Reflexzonen systematisch zu ordnen. Seine Schülerin Eunice Ingham entwickelte seine Methode weiter und machte sie weltweit populär. In Deutschland setzte sich besonders die Therapeutin Hanne Marquardt für die Reflexzonenmassage ein.

Fitzgeralds Forschungen bilden die Grundlage für die »Zonenkarte« des Körpers. Sie besteht aus drei Querzonen und zehn Längszonen.

- Die Querzonen unterteilen, wie zuvor bereits beschrieben, die Bereiche Kopf-Schulter, Brust-Bauch und Becken. Diese drei Bereiche spiegeln sich auf den Zehen (bis zu den Grundgelenken), auf dem Mittelfuß und im Fersenbereich. Ähnlich angeordnet findet man sie übrigens auf der Hand.

- Die Längszonen unterteilen den Körper von unten nach oben in zehn Bereiche, pro Körperseite fünf. Von jedem Zeh aus verläuft eine dieser Längszonen bis hinauf zum Kopf. Auch von den Händen gehen jeweils fünf Längszonen aus. An den Schultern vereinigen sie sich mit den Längszonen, die von den Füßen ausgehen.

des Körpers gilt, spiegelt die Lage der Reflexzone auf dem Fuß die Lage des Organs im Körper wider. Beispiele: Die Reflexzonen für die Schultergelenke befinden sich – entsprechend ihrer Lage am Körper – ganz außen bei den Grundgelenkknöcheln der kleinen Zehen. Die Wirbelsäulenzonen befinden sich hingegen, wie erwähnt, an den Innenkanten der Füße. Sie stehen mit den Kopfzonen am Großzeh in Verbindung, so wie das Rückgrat mit dem Kopf in Verbindung steht. Alle Feinheiten lernen Sie schrittweise kennen.

Nur am Anfang ist es schwierig, für die Organe des Körpers die entsprechenden Reflexzonen am Fuß zu finden. Je öfter man sich selbst oder andere behandelt, desto leichter fällt die Orientierung.

Die Reflexzonen – ein Überblick

Die Kopfzone

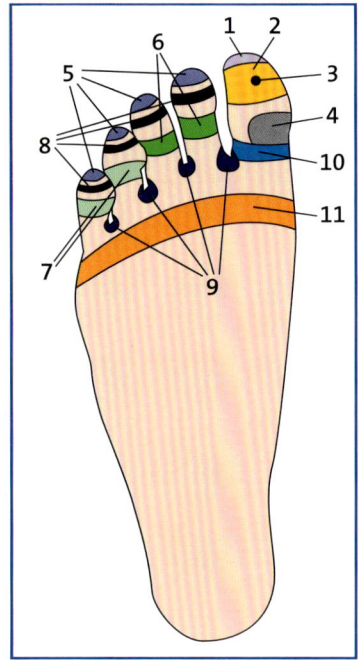

1: Schädeldach, 2: Gehirn, 3: Hypophyse, 4: Schilddrüse, 5: Kiefer, 6: Augen, 7: Ohren, 8: Nebenhöhlen, 9: obere Lymphe, 10: Nacken, 11: Schultergürtel

◻ Am oberen Rand der großen Zehe befindet sich die Reflexzone der Schädeldecke.

◻ Auf dem obersten Großzehenglied (Unterseite) erstreckt sich die Reflexzone für das Gehirn.

◻ In der Mitte der Unterseite des obersten Großzehenglieds liegt außerdem die Reflexzone des wichtigsten Hormonorgans: der Hypophyse.

◻ Die Reflexzone eines weiteren bedeutenden Hormonorgans liegt auf dem unteren Glied des Großzehs: Direkt über dem Grundgelenk, auf der Ober- und Unterseite des Zehs, befindet sich die Reflexzone der Schilddrüse.

◻ Die Reflexzonen für den Kieferbereich finden Sie an den Spitzen der übrigen vier Zehen.

◻ Die Augenzonen liegen auf dem ersten und zweiten Glied der beiden Zehen, die neben der Großzehe sitzen. Sie nehmen die obere Hälfte des ersten und die untere Hälfte des zweiten Glieds ein.

◻ Die Zonen der Ohren befinden sich entsprechend auf den beiden äußeren Zehen.

◻ Die Reflexzonen der Nebenhöhlen sind auf den obersten Zehengliedern neben dem großen Zeh zu finden.

◻ Der Nasen-Rachen-Raum liegt auf dem obersten Glied des Zehenrückens, unterhalb des Nagels.

◻ Zwischen den Zehen – an den »Schwimmhäuten« – liegen außerdem noch die Zonen für das obere Lymphsystem.

Grundgerüst Wirbelsäule

Die Wirbelsäulenzone ist einfach zu ertasten: Legen Sie den Zeigefinger neben die Außenkante des großen Zehs – an das Gelenk zwischen den beiden Zehengliedern. Streichen Sie mit dem Zeigefinger nun am Fuß entlang bis zur Ferse. Bleiben Sie dabei stets auf der Grenzlinie, die den Fußrücken von der Fußsohle trennt.

☐ Vom obersten Gelenk der Großzehen bis zu ihren Grundgelenken verläuft die Zone für die Halswirbelsäule.

☐ Der Halswirbelsäulenzone schließt sich die Brustwirbelsäulenzone an. Sie endet etwa eine Daumenbreite vor dem Fersenansatz.

☐ Als nächstes folgt die Reflexzone der Lendenwirbelsäule. Sie geht am Fersenende in die Zonen für Kreuz- und Steißbein über.

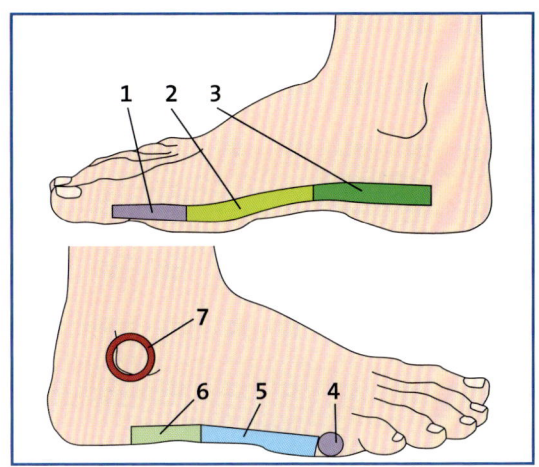

1: Halswirbelsäule, 2: Brustwirbelsäule, 3: Lendenwirbelsäule, 4: Schultergelenk, 5: Arme, 6: Beine, 7: Hüftgelenke

Gelenke und Gliedmaßen

Auf die Muskeln und Gelenke von Kopf, Armen und Beinen sind wir täglich für zahllose Verrichtungen angewiesen – leider sind sie auch sehr anfällig für Beschwerden.

☐ Die Reflexzonen der Nackenmuskulatur finden Sie oberhalb des Großzehengrundgelenks, und zwar innen, am Anfang des untersten Knöchels.

☐ Direkt unter dem Grundgelenk des Großzehs beginnt die Reflexzone des Schultergürtels (obere Rumpfmuskulatur). Sie verläuft auch unterhalb der Grundgelenke der anderen Zehen, auf der Innenseite des Fußes und auf seinem Rücken.

☐ Wenn Sie an der äußeren Seite des Fußes um den Grundknöchel des kleinen Zehs herumtasten, finden Sie die Reflexzone für das Schultergelenk.

☐ Tasten Sie sich an der Außenkante des Fußes weiter in Richtung Ferse. Nach der Armzone folgt die Bein- und Kniezone, die bis zum Beginn der Ferse reicht.

☐ Die Hüftgelenkzone wird kreisförmig, um den Sprunggelenkknöchel herum, an der äußeren Fußseite behandelt – mit sanften, kreisenden Bewegungen.

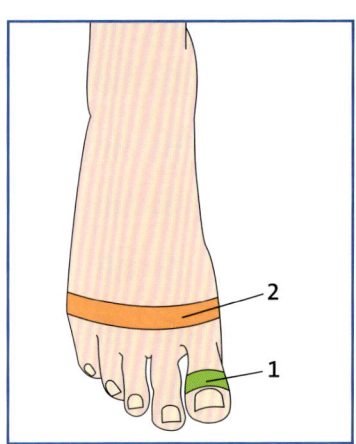

1: Nasen-Rachen-Raum, 2: Schultergürtel

Die Motoren des Körpers

Der Brustbereich beherbergt einige Organe, die Energie umsetzen und für die Aktivität des Organismus sorgen.

❑ Die Reflexzonen der Lunge und der Bronchien finden Sie unterhalb der Zehengrundgelenke des Fußes. Sie erstrecken sich auf der gesamten Breite des Fußes bis zu seiner Mitte.

❑ Unterhalb der Lungenzone befindet sich die Reflexzone des Zwerchfells, unseres größten Atemmuskels. Sie verläuft als breiter Streifen von der Fußaußen- zur Fußinnenkante.

❑ In der Mitte des Zwerchfellstreifens gibt es einen Punkt, der den Solarplexus (Sonnengeflecht) reflektiert. Der Solarplexus ist ein sehr sensibles, reich verzweigtes Nervenknäuel.

❑ Die Reflexzone für das Herz liegt auf dem Großzehenballen, unterhalb des Grundgelenks.

Verdauung, Stoffwechsel, Entgiftung

In Bauch und Unterleib werden vor allem Energien gewonnen und verbrauchte Stoffe entsorgt.

❑ Die Reflexzone des großen Stoffwechsel- und Entgiftungsorgans, der Leber, sitzt zwischen den Grundgelenkballen und der Fußmitte – auf der Sohle des rechten Fußes. Horizontal betrachtet, verläuft sie zwischen dem kleinen und dem zweiten Zeh, der neben dem Großzeh sitzt. In ihrem unteren Gebiet, im Bereich der Mittelfußknochen von kleinem und viertem Zeh, sitzt der Behandlungspunkt für die Gallenblase.

❑ Die Magenzone verläuft zwischen dem unteren Rand des Großzehenballens und der Fußmitte. Sie erstreckt sich, horizontal gesehen, unterhalb des Großzehs und des benachbarten Zehs. Im unteren Bereich der Magenzone, seitlich nahe der inneren Fußkante, verläuft die Zone der Bauchspeicheldrüse.

❑ Die Reflexzone der Milz liegt oberhalb einer gedachten Mittellinie, die die vordere Hälfte des Fußes (mit den Zehen) vom hinteren mit der Ferse trennt. Außerdem liegt die Zone

Symptome chronischer Krankheiten wie z. B. schmerzende und steife Gelenke, die bei rheumatischen Erkrankungen auftreten, sprechen oft besonders gut auf Reflexzonenbehandlungen an.

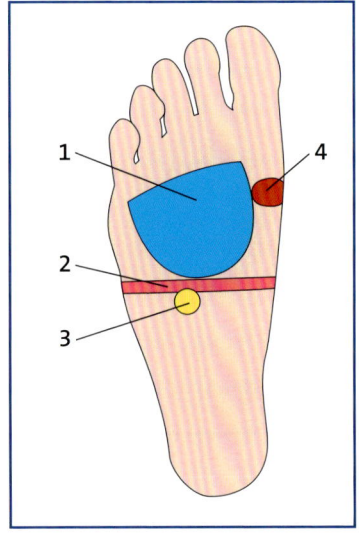

1: Lunge / Bronchien, 2: Zwerchfell, 3: Solarplexus, 4: Herz

im Bereich einer gedachten Linie zwischen dem kleinen und dem folgenden Zeh. Die Reflexzone der Milz existiert jedoch nur auf dem linken Fuß.

◻ Unterhalb der Mittellinie des Fußes, schon mehr auf der Fußhälfte mit der Ferse als auf der Hälfte mit den Zehen, liegt die Nierenzone. Vertikal betrachtet, liegt sie im Bereich zwischen dem zweiten und dem mittleren Zeh. Aus ihr entspringt eine weitere Reflexzone: die des Harnleiters. Dünn und tunnelförmig läuft sie schräg zur inneren Seite des Fußes hinüber. Am Beginn der Ferse und etwa einen Finger breit über der Fußsohle vereinigt sie sich mit der Blasenzone.

◻ Am oberen Rand der Nierenzone sitzt die Reflexzone der Nebennieren. Das Organ ist ein kleines, aber sehr wichtiges Hormonorgan. Die Zone kann kurz unterhalb der Mittellinie der Fußsohle behandelt werden. Längs betrachtet, liegt sie zwischen den Mittelfußknochen des zweiten und dritten Zehs.

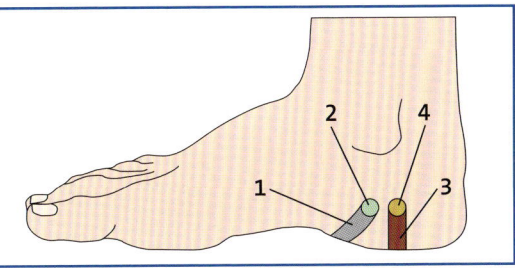

1: Leber (nur rechts), 2: Gallenblase (nur rechts), 3: Magen, 4: Bauchspeicheldrüse, 5: Milz (nur rechts), 6: Nebennieren, 7: Nieren, 8: Dickdarm, aufsteigend (nur rechts) und quer, 9: Harnleiter, 10: Dickdarm, quer und absteigend (nur links), 11: Dünndarm

Der Darm – das größte Organ

◻ Die Darmzonen erstrecken sich über den unteren Bereich beider Fußsohlen, so wie auch Dick- und Dünndarm im Körper von der rechten zur linken Seite verlaufen. Sie beginnen mit der Dickdarmzone am rechten Fuß, und zwar mit dem »aufsteigenden Dickdarm«. Er nimmt seinen Anfang am Fersenrand, etwa zwei Finger breit unter der Grenze zwischen rechter Ferse und Mittelfuß. Diese Zone verläuft aufwärts bis zur Grenze des ersten Fußdrittels. Dann geht sie in den so genannten querliegenden Dickdarm über. Dieser zieht, unterhalb der Nierenzone, quer über die Fußsohle zur anderen Seite. Die Fortsetzung der Dickdarmzone finden Sie auf dem

1: Harnleiter, 2: Blase, 3: Mastdarm, 4: After

linken Fuß. Dort, wo sie bei nebeneinanderliegenden Füßen auf dem rechten aufhörte, geht sie links weiter: an der inneren Seite der Fußsohle, zu Beginn des unteren Fußdrittels. Die Dickdarmzone verläuft nun quer über die Fußsohle bis zu ihrem Rand. Hier beginnt der absteigende Dickdarm. Er zieht hinab in Richtung Ferse. Kurz vor dem Fußwurzelknochen wendet er sich wiederum der anderen Fußseite zu: Das letzte Stück des Dickdarms verläuft als so genannter Mastdarm parallel zur Fersenlinie bis hin zur inneren Fußkante. Er geht über sie hinaus bis zur Reflexzone des Afters, die seitlich am Fuß liegt. Wer die Dickdarmzonen kennt, braucht nach den Dünndarmzonen nicht lange zu suchen: Sie füllen die beiden »Rahmen« aus, die sich durch den Verlauf der Dickdarmzonen auf den Fußsohlen ergeben.

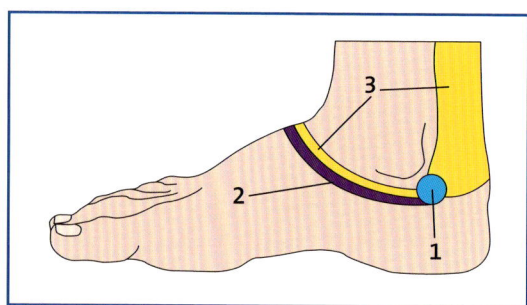

1: Gebärmutter / Scheide bzw. Prostata / Penis, 2: Ei- bzw. Samenleiter, 3: untere Lymphe

Die reproduktiven und genitalen Organe

Der Fersenbereich umfasst Reflexzonen für die am tiefsten liegenden Körperorgane.

□ Unter dem äußeren Sprunggelenkknöchel befindet sich die Reflexzone für die Eierstöcke bzw. die Hoden.

□ Unter dem inneren Fersenknöchel (Sprunggelenk) befinden sich die Reflexzonen für Gebärmutter / Scheide bzw. für Prostata / Penis.

□ Stellen Sie sich einen Streifen vor, der über dem Fußrücken verläuft, um die beiden obigen Reflexbereiche zu verbinden. Dieser Streifen beinhaltet von der äußeren zur inneren Fußseite zwei weitere Fußreflexzonen. Seine untere Hälfte reflektiert bei Frauen die Eileiter und bei Männern die Samenstränge. Die obere Hälfte reflektiert das Lymphsystem des Unterkörpers. Diese Lymphzonen verlaufen ab dem Sprunggelenk noch etwa zwei Hand breit die Unterschenkel hinauf.

Häufige Fragen

Viele Reflexzonen sind auf beiden Füßen vertreten, manche aber nur auf einem. Die meisten Reflexzonen befinden sich auf der Unterseite des Fußes, einige aber auch auf der Oberseite. Im Großen und Ganzen richten sich auch diese Anordnungen nach der Anatomie des Körpers: Die Leber befindet sich auf der rechten Körperseite und somit auch auf der rechten Fußfläche. Nase und Rachenraum, leicht erreichbar durch Viren und Bakterien von außen, befinden sich oben auf dem Zehenrücken. Bei den Massagen schadet es trotz der Unterschiede nicht, beide Füße gleichartig zu behandeln.

Hingegen sitzt die Hypophyse, die über unser Innenleben regiert, auf der Unterseite der Großzehe. Die Schilddrüse hat ihren Platz zu beiden Seiten des Kehlkopfs – ihre Reflexzonen erstrecken sich entsprechend über die Ober- und Unterseite des Zehs. Da der Schultergürtel den gesamten Bereich zwischen Kopf und Brust umrundet, umrundet seine Reflexzone auch den gesamten Fuß.

Wechselwirkungen der Zonen

Ähnlich wie bei der Anatomie des Körpers überschneiden oder überdecken sich auch einige der Reflexzonen. Die Zonen auf den Füßen orientieren sich also an der Anatomie des Körpers – sie sind jedoch keine perfekten Spiegelbilder. Am wichtigsten ist, wo Behandlungen am Fuß den größten Effekt – also den besten Erfolg – für das Organ erbringen. Diese Zonen beruhen auf den Erfahrungen von Heilkundlern und nicht auf rein logischen Zuordnungen. Aus demselben Grund weichen die Meinungen über die Lage der Fußreflexzonen oft leicht voneinander ab. Bei den Massagen ist es nicht nötig, Organzonen exakt einzugrenzen, da die Wechselwirkungen groß sind und die Organe nicht separiert betrachtet werden können.

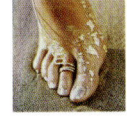

Info

Wenn man anatomische Darstellungen betrachtet, fällt auf, dass die Lunge zum Teil die Leber und die Leber den Magen verdeckt, und dass die Nieren hinter dem Darm »verschwinden«. Ähnlich ist es auch bei den Reflexzonen.

Die Praxis der Reflexzonenmassage

Zu den Berührungen mit den heftigsten Auswirkungen auf den Körper zählen die gewalttätigen, die zärtlichen und diejenigen, die bei Massagen angewendet werden. Bei Massagegriffen besteht eine Ähnlichkeit mit der zärtlichen Berührung, weil Massagen es gut mit dem Partner oder Patienten meinen und sein Wohlbefinden fördern wollen. Berührungen sind das älteste und am leichtesten verfügbare Mittel, um Krankheiten zu heilen.

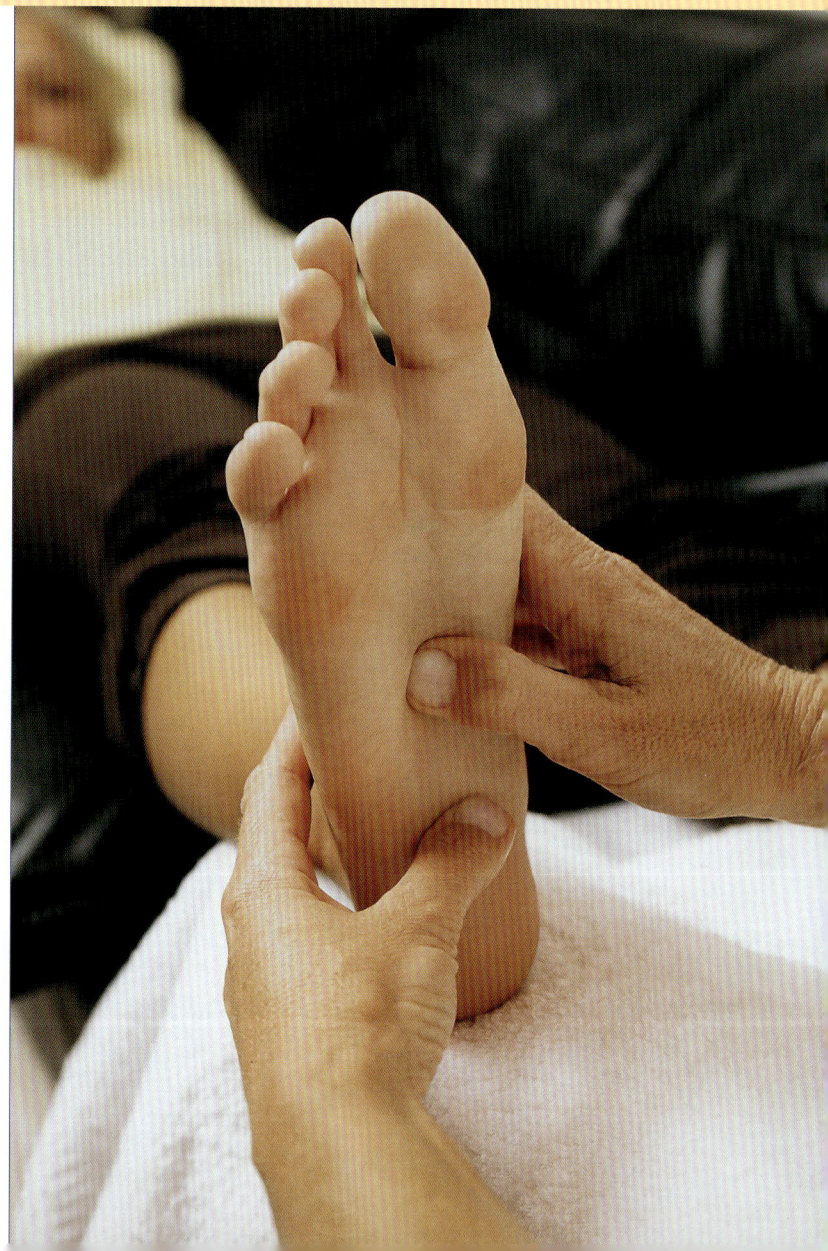

Für Einsteiger und Profis

Bessere Versorgung und Entgiftung des Gewebes

Reflexzonenmassagen beeinflussen einerseits die Organe, deren Reflexzonen auf den Füßen liegen, und andererseits den Fuß selbst. Das Gewebe erwärmt sich und kann sich röten. Die Blutgefäße erweitern sich. Ein Wärmegefühl breitet sich – oft auch im tiefer liegenden Bindegewebe – aus. Die Gewebe- und Lymphflüssigkeit gerät in Bewegung.

Wegen der ständigen hohen Beanspruchung der Füße sind Massagen hier besonders wohltuend und heilsam. Kein Körperteil ist weiter vom Herz entfernt als die Füße. Deshalb leiden viele Menschen unter schlecht durchbluteten, kalten Füßen oder unter Schwellungen aufgrund gestauter Gewebeflüssigkeit. Ein weiteres Problem ist der Rücktransport des Bluts zum Herz über die Venen. Besonders bei Frauen kann Venenschwäche zu Krampfadern in den Beinen führen. Fußmassagen beugen diesen Leiden vor, und noch lange nach der Behandlung ist der entspannende, den ganzen Körper durchströmende Effekt zu spüren.

Zivilisationskrankheiten vorbeugen

Große Wirkung haben Massagen auf das vegetative Nervensystem. Es regelt alle Vorgänge, die ohne unser bewusstes Zutun ablaufen, darunter auch Atmung und Herzschlag, Stoffwechsel, Verdauung und Immunabwehr. Entspannung durch eine Fußreflexzonenbehandlung tut diesen Vorgängen sehr gut. Sie arbeiten ausgeglichener und ergiebiger und können Kraft für künftige Anforderungen schöpfen.

Bei einer Reflexzonenmassage meldet der Fuß an das Gehirn: Jetzt gibt es keine Alltagspflichten zu erledigen. Wohlbefinden ist angesagt – der Körper darf sich um sich selbst kümmern.

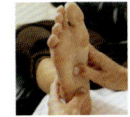

Info

Die Vorteile einer Massage – und insbesondere einer Reflexzonenmassage – liegen auf der Hand: Die Haut wird besser durchblutet und mit Sauerstoff versorgt. Der Abtransport von Schadstoffen beschleunigt sich. Die Mehrdurchblutung verbessert die Ernährung der Gewebeschichten und die Bekämpfung von Krankheitserregern. Muskeln und Gelenke werden entkrampft.

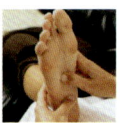

Info

Unser Nervensystem ist folgendermaßen aufgebaut: Das zentrale Nervensystem ist zuständig für bewusste Entscheidungen, das vegetative funktioniert selbstständig. Beide sitzen im Gehirn und im Rückenmark. In den übrigen Körperteilen verläuft das periphere Nervensystem, das Befehle zu den Körperteilen weiterleitet.

Das Gehirn reagiert prompt, indem es den Blutdruck senkt, die Lunge ruhig ein- und ausatmen und das Verdauungssystem ungestört arbeiten lässt. Allein schon diese Veränderungen wirken vorbeugend gegen die schlimmsten Zivilisationskrankheiten wie etwa Herz-Kreislauf- und Krebserkrankungen sowie Diabetes mellitus.

Das Hormonsystem wird angeregt

Auch das Hormonsystem lässt sich durch Massagen beeinflussen. Seine Botenstoffe – die Hormone – regulieren Hunger, Durst, Körpertemperatur, Konzentrationsfähigkeit, Schlafbedürfnis, Blutdruck und vieles andere. Dafür arbeiten Hormondrüsen wie z. B. die Hypophyse oder die Schilddrüse eng mit Nervensystem und Gehirn zusammen. Hormondrüsen kontrollieren ihre Arbeit gegenseitig und messen ständig, wie viele Hormone der Körper braucht, um normal funktionieren zu können. Die allgemein beruhigende und vitalisierende Wirkung von Massagen fördert die ausreichende Bildung von Hormonen. Indirekt stärken sie die Funktion der Hormondrüsen und deren Fähigkeit, weder zu viele noch zu wenige Botenstoffe in den Blutkreislauf zu schicken.

Erste Reaktionen

Selbst bei einem gesunden Menschen können nach den ersten Massagesitzungen Symptome auftreten wie beispielsweise Hustenreiz, eine laufende Nase, verfärbter Urin, Müdigkeit oder Übelkeit. Bei Erkrankten können sich bestehende Symptome vorübergehend verstärken. Dies zeigt, dass der Organismus in Bewegung geraten ist und sich um Selbstreinigung bemüht. Denn ein Husten oder eine laufende Nase bedeutet ja nichts anderes als den Versuch des Körpers, sich von schädlichen Substanzen zu befreien.

Mit Vernunft und Gefühl

Wenn Sie regelmäßig Ihre Fußreflexzonen massieren, entwickeln Sie wahrscheinlich bestimmte Vorlieben. Vielleicht massieren Sie gern Ihre Rückenzonen, weil Sie eine sitzende Tätigkeit ausüben. Oder die Kopfzonen, weil Sie sich danach besonders erfrischt fühlen. Auf diese Weise werden Sie allmählich zum Reflexzonenkundler Ihres eigenen Körpers.

Nach und nach werden Sie auch feststellen, dass sich Kopfschmerzen beispielsweise nicht nur durch die Behandlung der Kopfzonen behandeln lassen. Oft hilft die Massage der Verdauungszonen sogar viel mehr. Es lässt sich beobachten, dass nicht selten Störungen im Magen-Darm-Trakt Kopfschmerzen auslösen. Der Ort, an dem ein Leiden zu spüren ist, ist nicht immer der Ort, an dem es verursacht wird. Im Beschwerdeteil dieses Buches (siehe Seite 69ff.) werden solche Zusammenhänge berücksichtigt.

Selbst behandeln?

Da Laien die Reflexzonenmassage nach einiger Übung leicht durchführen und wenig falsch machen können, eignet sie sich hervorragend zur Selbstbehandlung. Doch es lohnt auch, Reflexzonenmassagen einmal durch einen Therapeuten vornehmen zu lassen. Viele staatlich geprüfte Masseure und Heilpraktiker bieten die Methode an. Besonders wenn es um die Erkennung und Behandlung von körperlichen Störungen geht, ist das Können und Wissen guter Profis sehr zu empfehlen. Bei einer Fußreflexzonenmassage, die Sie zu Hause vornehmen, müssen – je nach Ziel – unterschiedliche Dinge beachtet werden.

Reflexzonenmassagen fördern die Maßnahmen, die der Körper selbst ergreift, um gesund zu bleiben oder zu werden: Selbstheilungskräfte, die prompte Entsorgung von Schadstoffen sowie eine gute Versorgung mit Nährstoffen und Sauerstoff.

Das Massagetagebuch

Wie erfolgreich die Reflexzonenmassage bei Ihnen ist, können Sie genau verfolgen. Messen Sie z. B. Ihren Blutdruck einen Monat vor und einen Monat nach dem ersten Behandlungstag, und beobachten Sie, ob er sich gesenkt hat. Auch andere Veränderungen – beispielsweise bei der Verdauung, der geistigen und körperlichen Ausdauer oder dem Schlafverhalten – sollten Sie kontrollieren.

Lohnend ist es, ein Reflexmassagetagebuch zu führen, um die folgenden Punkte zu dokumentieren: Wie häufig und wie lange wurde behandelt? Zu welcher Tageszeit und welche Zonen wurden massiert? Zu welchen körperlichen und geistigen Veränderungen kam es, wie haben sich Krankheitssymptome verändert?

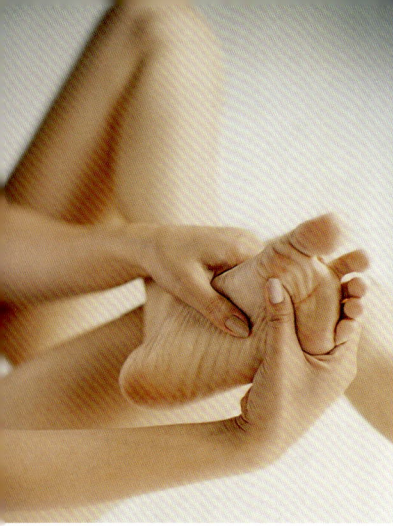

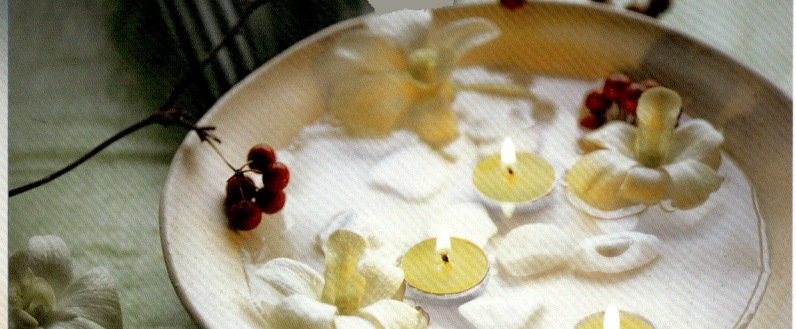

- ☐ Sie wollen die Massage bei sich selbst anwenden.
- ☐ Sie wollen eine Partnermassage durchführen.
- ☐ Ihr Ziel ist eine allgemeine Vitalisierung und Vorbeugung.
- ☐ Sie wollen die Behandlung aufgrund von Beschwerden anwenden.

Die Selbstbehandlung

Wenn Menschen nach einem anstrengenden Tag zur Ruhe kommen, spüren sie oft als erstes ihre Füße. Selbst wenn sie nicht viele Kilometer »ablatschen« mussten, sondern vor allem geistige Arbeit geleistet haben. Massiert man dann die Füße, stellt sich ein Gefühl wohltuender Entspannung ein. Auch seelisch löst man sich von den Pflichten des Alltags und kann sich auf eigene Bedürfnisse konzentrieren.

Auch wer nicht allein ist, will sich nicht unbedingt – oder nicht immer – von anderen massieren lassen. Und nicht jeder nahe stehende Mensch hat Lust, zugleich Therapeut oder Therapeutin zu sein. Sich selbst etwas Gutes zu tun und nicht von anderen abhängig zu sein, hat seine Vorteile.

Die Partnermassage

Bei jeder Massage sollten Störungen vermieden werden. Wenn ein Mensch den anderen massiert, sind Vertrauen zueinander und ein beiderseitiges Interesse für die Reflexzonenkunde wichtig. Wenn Ihr Partner von dieser Therapie noch nie gehört hat, sollten Sie ihn nicht um eine Massage bitten. Er kann viel falsch machen und merkt bei der Massage vielleicht schnell, dass ihm die Prozedur überhaupt nicht gefällt. Beides tut auch Ihnen nicht gut.

Zwingen Sie einen anderen Menschen also nie, eine Fußreflexzonenmassage bei Ihnen vorzunehmen. Behandeln Sie ihn aber auch niemals, wenn er es nicht ehrlich wünscht. Die Massagen lösen tiefe körperliche und seelische Empfindungen aus, zu denen niemand überredet werden sollte.

Der Patient entscheidet über die Behandlung

Angenehme Außentemperaturen, eine entspannte Lage des Patienten und bequeme Kleidung sind sowohl bei Selbst- als auch bei Partnerbehandlungen wichtig. Für Letztere ist es außerdem ratsam, wenn der Behandelte unter einer Decke liegt. Denn die nackten Füße des Patienten und seine passive Lage kühlen ihn aus und machen ihn körperlich wie seelisch angreifbar. Dagegen wirkt die Decke wie ein Schutzschild.

Vor der Behandlung sollte der Patient seine Füße und der Partner seine Hände – deren Fingernägel kurz geschnitten sind – mit lauwarmem Wasser waschen.

Nicht selten schlafen Menschen, die massiert werden, bei der Massage ein. Dies ist ein durchaus positiver Effekt. Tiefe Entspannung und Schlaf fördern die Bereitschaft des Körpers, Massageimpulse aufzunehmen. Zudem ist Schlaf heilsam, weil der Körper dann ungestört Abfall- und Giftstoffe entfernen und Krankheitserreger bekämpfen kann. Anspannung und Stress hingegen unterdrücken die Abwehrkräfte.

Was für den Masseur wichtig ist

Nach der Behandlung sollte sich der Therapeut abermals die Hände waschen. Denn es ist für ihn körperlich wie seelisch wichtig, sich vom Patienten zu lösen. Die chinesische Medizin

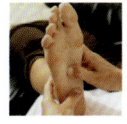

Tipp

Bei einer Partnermassage sollte der Patient immer sagen, wenn er die Behandlung unangenehm findet. Dann wendet der Behandler entweder spezielle Massagetechniken an (siehe Seite 33) oder er berührt die Reflexzone nicht mehr, die sensibel reagiert. Manchmal muss auch die gesamte Behandlung beendet werden. Was der Patient wünscht, wird stets befolgt. Niemals darf ein Behandelnder etwas gegen den Willen des Patienten tun.

beschäftigt sich sehr mit heilsamer oder schädlicher Energie im Organismus – dem Qi –, die allein durch die Hände übertragen werden kann. Davor soll in diesem Fall der Behandelnde geschützt werden. Die Waschung am Schluss stellt – auch symbolisch – seine persönliche Integrität wieder her. Der Patient sollte seinerseits die Behandlung mindestens 20 Minuten entspannt nachwirken lassen.

Entspannung ist ein Heilmittel: Die moderne Forschung stellte fest, dass viele Leiden durch Aufregung und Stress entstehen. Menschen, die abschalten können, werden seltener krank und leben länger. Zudem wirken Therapien bei ihnen besser.

Worauf Sie achten sollten

Wenn Sie sich selbst behandeln, sollten Sie ungestört sein. Es tut nicht gut, wenn jemand plötzlich die Tür aufreißt, während Sie eine Reflexzonenmassage durchführen, und Sie unterbricht. Natürlich kann Sie auch das Klingeln an der Tür oder das Läuten des Telefons aus der Konzentration reißen. Vielleicht gehören Sie zu den Menschen, die solche Störungen einfach ignorieren können – wenn nicht, sollten Sie:

■ Die Behandlung vornehmen, wenn Mitbewohner aushäusig sind, oder aber darum bitten, eine Weile nicht gestört zu werden

■ Für die Massage einen Zeitraum wählen, in der nach Erfahrung das Telefon oder die Türglocke meist nicht klingeln, oder aber beide Geräte abstellen

Ihre Fingernägel sollten so kurz geschnitten sein, dass sie während der Behandlung nicht in die Haut schneiden können. Nachher und vorher ist es ratsam, Hände und Füße zu waschen. Achten Sie außerdem auf eine angenehm warme Umgebungstemperatur und bequeme Kleidung. Diese sollte Sie nirgendwo einengen. Einen Gürtel sollten Sie abnehmen.

Nach der Behandlung sollten Sie noch möglichst lange entspannt daliegen oder sitzen. Lassen Sie die Massage noch etwas »nachklingen«, und genießen Sie die angenehme Wirkung.

Wellnessmassagen

Durch regelmäßige Reflexzonenbehandlungen erreichen Sie ein vitaleres Körpergefühl sowie eine bessere Laune und Leistungsfähigkeit. Wie beim Sport ist die Häufigkeit wichtiger als die Dauer: Zur allgemeinen Stärkung ist es besser, mehrmals pro Woche für fünf bis zehn Minuten zu massieren, als alle paar Wochen für eine halbe Stunde. Am wichtigsten ist, dass Sie sich nach Ihrem Empfinden richten und der Behandlung so viel Zeit einräumen, wie es Ihnen angenehm ist.

Für eine umfassende Wellnessmassage können Sie sich nach dem Behandlungsprogramm richten, wie es ab Seite 37 beschrieben wird. Sie können auch einzelne Behandlungsstrecken auswählen und sich Bereiche vornehmen, die Ihnen besonders wichtig erscheinen – z. B. die Kopfzonen für einen stressigen Alltag im Büro. Wenn Sie komplexe Körperfunktionen stärken wollen – z. B. den Kreislauf oder die Verdauung – sollten Sie bei den Indikationen im hinteren Teil des Buchs nachschlagen. Dort werden Behandlungen vorgestellt, die gezielt vitalisieren, vorbeugen und helfen (siehe Seite 69ff.).

Therapeutische Massagen

Wenn Sie Beschwerden haben, die Sie mit Hilfe der Reflexzonenmassage lindern wollen, ist es wichtig, die folgenden Punkte zu berücksichtigen.

☐ Beschwerden, die mehrere Tage andauern oder besonders heftig sind, sollten Sie niemals auf eigene Faust behandeln. Gehen Sie zum Arzt.

☐ Wenn Sie häufig Kopfschmerzen oder andere Symptome haben, die nach einer Reflexzonenmassage abklingen, sollten Sie trotzdem auf jeden Fall zum Arzt gehen, um die Ursache feststellen zu lassen.

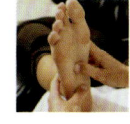

Tipp

Eine Wellnessmassage bietet sich immer dann an, wenn Sie sich allgemein abgeschlagen und gestresst fühlen, die Beschwerden also nicht genau lokalisieren können. Die Wellness-Fußreflexzonenmassage vitalisiert, beruhigt oder entspannt – ganz nach Wunsch.

□ Bei chronischen Leiden wie rheumatischen Erkrankungen, Migräne oder Allergien ist die Reflexzonenmassage oft überraschend hilfreich. Trotzdem sollten Sie nicht alle Hoffnung nur auf diese Behandlungsform setzen. Erwartungsdruck wirkt sich störend aus.

Um gegen verschiedene Beschwerden vorzugehen, ist es ratsam, die vorgeschlagenen Reflexzonen zweimal täglich für zehn Minuten zu massieren. Einmal pro Woche sollten sämtliche Reflexzonen behandelt werden. Schmerzende Reflexzonen sollten Sie so behandeln wie ab Seite 33 beschrieben. Speziell, wenn Sie krank sind, ist der Besuch eines professionellen Reflexzonentherapeuten zu empfehlen. Wiederkehrende starke Beschwerden an Reflexzonen sind ein guter Grund, zum Arzt zu gehen und die zugeordneten Organe untersuchen zu lassen.

Krankheiten erkennen mit Hilfe der Füße

Erfahrene Reflexologen »lesen« am Fuß die Konstitution und den Gesundheitszustand des Patienten ab: an der Form des Fußes, der Beschaffenheit der Zehennägel und an Auffälligkeiten der Haut. Verfärbungen der Nägel sowie gerötete oder verhornte Stellen können eventuell auf körperliche Störungen hindeuten. Am wichtigsten ist der Tastbefund, wobei z. B. nach verhärteten oder körnigen Hautzonen gesucht wird. Besonders aufschlussreich ist es, wenn der Patient bei der Massage Schmerzen verspürt. Oft entdecken Reflextherapeuten, dass Zonen von Organen gestört sind, die einst operiert wurden oder eine schwere Infektion durchlitten haben. Gute Masseure wissen aber, dass Schmerzen oder andere Auffälligkeiten am Fuß auch ganz einfache Gründe haben können, die nicht mit den Organen im Zusammenhang stehen, z. B. schlecht sitzende Schuhe oder ein langer Marsch. Ihre fachliche Kunst liegt darin, das Richtige zu erkennen.

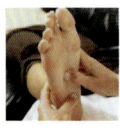

Tipp

Für naturheilkundliche und schulmedizinische Methoden gilt derselbe Grundsatz: Sie müssen mit Umsicht und nicht in blindem Glauben angewandt werden. Sonst können sie eher schaden als nützen.

Im Zweifel mehrere Fachleute befragen

Diagnosen sollte man prinzipiell nie allein einem Reflexzonentherapeuten überlassen. Seine Hinweise können allenfalls die Arbeit des Arztes unterstützen. Umso weniger sollte der Laie glauben, seinen Körper durchschauen zu können. Aber natürlich ist es interessant, Beobachtungen anzustellen. Weist eine Zone Hautunreinheiten oder Verhärtungen auf, deren reflektiertes Organ schon einmal Probleme machte oder immer noch macht? Oder ergeben sich bei der ärztlichen Untersuchung des Organs auffällige Werte? Wenn das Organ völlig gesund ist, kann es trotzdem lohnen, seine Reflexzonen regelmäßig zu behandeln. Denn eventuell hat es eine frühere Störung noch nicht restlos überwunden. Oder es besitzt eine Schwäche, die medizinisch zwar nur schwer zu diagnostizieren ist, aber später zu einer Krankheit führen kann. In beiden Fällen wirkt eine Reflexzonenmassage schützend und heilsam.

Bei Risikoschwangerschaften sollten Reflexzonenmassagen auf keinen Fall durchgeführt werden. In anderen Fällen können sie wohltuend auf die Geburt vorbereiten. Die Behandlung darf dann aber nur auf Rat des Arztes angewandt werden. Die Zonen der Geschlechts- und Gebärorgane müssen ausgelassen werden.

Gegenanzeigen

In den folgenden Fällen sollten Sie auf eine Anwendung der Fußreflexzonenmassage verzichten:

- Bei Verletzungen, Entzündungen und Hautkrankheiten an den Füßen
- Bei allen Krankheiten, die mit starken Entzündungen und hohem Fieber verbunden sind
- Bei Tumoren nach Rücksprache mit dem Arzt
- Bei Venenentzündungen
- In der Schwangerschaft nach Rücksprache mit dem Arzt
- Bei allen Krankheiten, die eine Operation erforderlich machen
- Wenn herzunterstützende Systeme wie z. B. ein Herzschrittmacher getragen werden
- Bei psychischen Leiden

Die wichtigsten Massagegriffe

Reflexzonenmassagen geschehen durch die Arbeit der Hände. Die Hände sollen aber keinen Schaden dadurch haben, dass sie die Füße verwöhnen. Vor allem muss man darauf aufpassen, bei der Massage den Daumen nicht zu überanstrengen. Die Füße selbst sollten davor bewahrt werden, grob und unsachgemäß behandelt zu werden. Besonders die Zehen und der Fußrücken sind sensibel. Beim Massieren ist Feingefühl wichtiger als besonders kräftiger Druck.

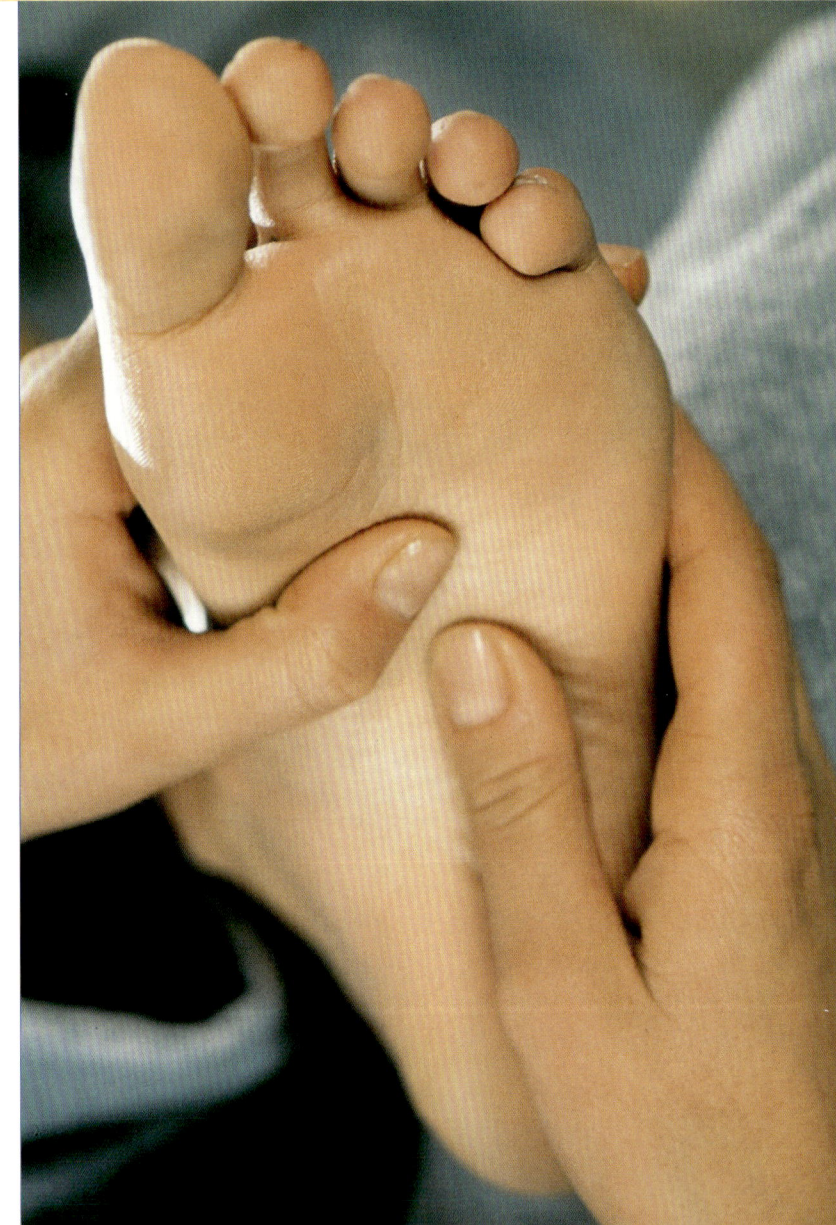

So massieren Sie richtig

Auf den Daumen kommt es an

Der Daumen steht als so genannter Opponent den anderen Fingern gegenüber und ermöglicht der Hand, fest zuzufassen. Durch seine kräftige zweigliedrige Statur ist er für Massagen wie geschaffen.

❑ Der wichtigste und am häufigsten anwendbare Massagegriff ist der so genannte Raupengang. Legen Sie dazu den Daumen mit der Unterseite flach auf eine Reflexzone des Fußes. Heben Sie nun – ohne mit der Daumenkuppe die Reflexzone zu verlassen – das obere Daumenglied an, bis es einen rechten Winkel zum unteren Daumenglied bildet. Senken Sie das obere Daumenglied nun sachte wieder hinab, so dass es sich auf dem Fuß vorwärts bewegt. Diese, an die Bewegung einer Raupe erinnernde Massage sollte am besten sehr langsam und konzentriert durchgeführt werden. Wenn Sie richtig bei der Sache sind und das Gewebe Millimeter für Millimeter erfühlen, machen Sie es richtig. Rhythmisch bewegt sich der Daumen auf diese Weise über den Fuß.

❑ Bei der Partnermassage lässt sich der Raupengang häufiger anwenden als bei der Selbstmassage. Vor allem Zonen an der Außenseite des Fußes sind bei der Selbstmassage schwerer zu erreichen. Massieren Sie dann einfach mit den Kuppen des Zeige- oder Ringfingers. Nehmen Sie die Massage stets so vor, dass es für die arbeitende Hand angenehm und praktisch ist.

❑ Wichtig ist es, den massierenden Finger zu entlasten und ihm nicht die ganze Anstrengung bei der Massage aufzubürden. Vielmehr sollten Sie die Bewegungen aus Schulter und Arm heraus und mit Schwung ausführen. Dann fällt die Behandlung viel leichter, und Daumen oder Zeigefinger werden nicht überanstrengt.

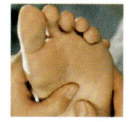

Tipp

Bei Ganzkörpermassagen ist die so genannte Raupentechnik ebenfalls zu empfehlen. Dazu legen Sie die flache Hand auf den Körper auf, wölben die Handknöchel nach oben und schieben dann die Finger nach vorn. Gehen Sie dabei jedoch immer sanft und behutsam vor.

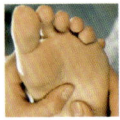

Tipp

Benutzen Sie immer beide Hände für die Behandlung. Die eine massiert und die andere umgreift den Fuß, um das Behandlungsgebiet von unten oder seitlich abzustützen. Diese Regel ist besonders bei der Behandlung der Zehen wichtig, die während der Massage nicht wegknicken dürfen.

❑ Behandeln Sie zuerst den rechten und dann den linken Fuß. Die Reflexzone für dic Leber liegt vor allem auf der rechten Fußsohle. Es schadet aber nicht, wenn Sie beide Füße gleich behandeln, und oft lässt sich auch von links ein indirekter Einfluss auf diese Reflexzone ausüben.

❑ Bei größeren Hautflächen gehen Sie mit dem Daumen streifenweise von oben nach unten: Sie setzen am oberen Rand der Reflexzonenmassage an und massieren bis zu ihrem unteren Ende. Dann gehen Sie wieder nach oben und widmen sich dem nächsten Abschnitt. Wenn es für Sie bequemer ist, können Sie auch quer massieren (von links nach rechts).

❑ Ob für Sie ein stärkerer oder schwächerer Massagedruck hilfreich ist, sollten Sie von Ihrem Empfinden abhängig machen: Wenn Sie das Gefühl haben, dass der massierende Daumen nur oberflächlich über die Haut gleitet, ist stärkerer Druck richtig, bei größerer Empfindlichkeit schwächerer.

Bequemlichkeit ist Trumpf

❑ Sie entlasten den massierenden Finger und schützen ihn vor Überanstrengung, wenn Sie die Hand möglichst eng am Fuß halten. So hat sie eine Stütze. Trotzdem spüren Sie bei den ersten Behandlungen vielleicht Schmerzen und Verkrampfungen am Daumen. Beenden Sie dann die Massage. Mit jedem Mal wird sich die Hand mehr an ihre neue Tätigkeit gewöhnen, bzw. trainierter sein.

❑ Bei der Partnermassage sollte der Behandler auch an seinen Rücken denken. Das bedeutet, dass er sich nicht mit krummer Wirbelsäule tief über die Füße des Partners beugen sollte. Besser ist es, aufrecht auf einem Stuhl zu sitzen und die Füße auf einem Schemel oder einer Liege vor sich zu haben. Die Entspanntheit des Masseurs ist bei Reflexzonenbehandlungen ebenso wichtig wie die Entspanntheit des Patienten. Denn sonst kann er das nötige Feingefühl kaum aufbringen.

◻ Bei der Selbstmassage setzen Sie sich aufrecht auf einen Stuhl und legen den Fuß, den Sie behandeln wollen, über den Oberschenkel des anderen Beins. Sie können den Fuß aber auch zu sich hochziehen, indem sie das Knie anwinkeln: entweder an der Vorderseite des Körpers oder im Liegen, indem Sie Ihre Unterschenkel hinter dem Rücken an die Oberschenkel ziehen. Auch hier gilt das Prinzip: Die jeweilige Stellung sollte praktisch und angenehm sein.

Der Kopf massiert mit

Sie verstärken den Behandlungserfolg, wenn Sie die Reflexzonen nicht nur rein mechanisch durchgehen, sondern auch mit dem Kopf bei der Sache sind: Stellen Sie sich das Organ und seine Aufgaben vor, dessen Zone Sie gerade massieren. Sie können auch tun, was Medizinpsychologen empfehlen: Stellen Sie sich während der Behandlung vor, wie heilsame Impulse durch den Körper wandern und die Organe stärker und gesünder werden. Es ist wissenschaftlich erwiesen, dass das Immunsystem durch die Psyche beeinflussbar ist und stark von der Vorstellungskraft angeregt wird.

Wenn es weh tut

Wie bereits erwähnt, sollten Reflexzonenmassagen nicht bei inneren oder äußeren Erkrankungen bzw. Verletzungen des Fußes vorgenommen werden. Auch wunden Füßen sollten Sie diese Form der Massage nicht zukommen lassen. Wenn Sie sich an diese Regel halten, aber während der Massage trotzdem taube oder bohrende Schmerzen bzw. Anspannungen verspüren, gibt es zwei Möglichkeiten:

◻ Ihr Fuß ist heute besonders empfindlich oder wurde sehr stark beansprucht.

◻ Die Beschwerden weisen auf Störungen der Organe hin.

Eine Reflexzonenmassage sollte mit dem Kopf ebenso wie mit den Händen betrieben werden. Innere Ruhe und Konzentration steigern den Erfolg erheblich.

Reflexzonenmassagen sollten nie mit zusammengebissenen Zähnen durchlitten werden. Es ist ein Irrtum zu glauben, man müsse Schmerzen bei der Behandlung wie eine bittere Medizin ertragen.

Welcher Fall zutrifft, finden am besten Mediziner und Reflex-therapeuten heraus. Wenn Sie auf eine schmerzende Stelle stoßen – ob bei sich oder beim Partner – sollten Sie erst einmal weiter andere Zonen massieren, dann aber bald die empfindliche Stelle erneut behandeln. Gehen Sie so mehrmals vor, bis das »komische Gefühl« verschwindet. Ist es aber zu stark oder zu hartnäckig, hilft der Beruhigungsgriff: Verharren Sie mit dem Daumen einfach eine Weile auf der schmerzenden Reflexzone, und zwar so lange, bis der Schmerz nicht mehr spürbar ist. Setzen Sie dann die Massage fort. Wenn Sie auch den Beruhigungsgriff als unangenehm empfinden, sollten Sie die betreffende Stelle nicht mehr massieren. Oft ist dann ein Entspannungsgriff (siehe Seite 35) ratsam.

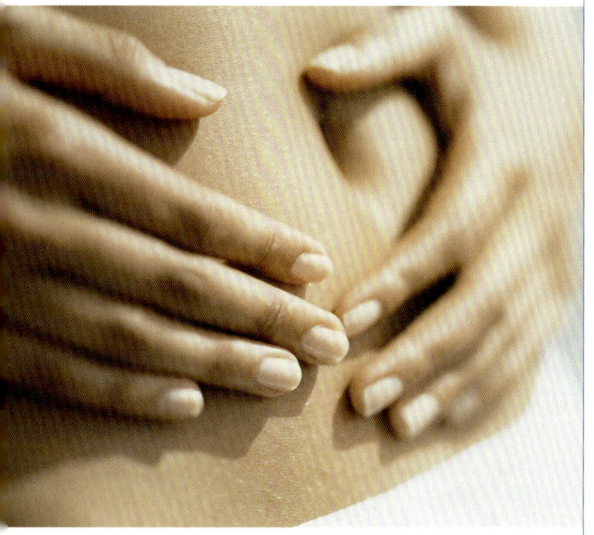

Wenn Sie unter Verdauungsbeschwerden leiden, sollten Sie dennoch nicht ausschließlich die Darmzonen massieren. Wenden Sie auch die empfohlenen Entspannungsgriffe an.

Wer wegen einer chronischen Krankheit – z. B. einer rheumatischen Erkrankung – in Behandlung oder anfällig für Rückenleiden ist, stellt vielleicht fest, dass auch die betreffenden Reflexzonen Symptome zeigen. Bei regelmäßiger Behandlung kann sich der körperliche Zustand erheblich bessern.

Lassen Sie vom Arzt das Organ durchchecken, dessen Reflexzone rebellierte – vielleicht steckt hinter der Reaktion eine zufällige Überempfindlichkeit, vielleicht aber auch eine entstehende Krankheit, gegen die man frühzeitig vorgehen sollte.

Entspannungsgriffe

Vor einer Massage ist es hilfreich, Mensch und Füße zu beruhigen. Danach tut es gut, die Behandlung behutsam ausklingen zu lassen. Beides erreichen Sie, wenn Sie am Anfang und am Schluss einfach über die Füße streichen – ohne Ziel und so, wie es Ihnen gefällt. Eine Massage kann aber auch durch Entspannungsgriffe unterbrochen werden, wenn Reflexzonen schmerzen oder der Patient sich plötzlich aufgeregt fühlt. Viele Menschen fühlen sich durch die Behandlung körperlich und seelisch stark angesprochen. Dabei kommen nicht selten Gefühle zum Ausbruch, die im Alltag überdeckt sind. Professionelle Reflexzonenmasseure wenden dann häufig die folgende entspannende Streichung an:

□ Eine Hand wird auf die Innenseite des Fußes gelegt, die andere auf die Außenseite der Waden. Nun streicht die eine Hand von den Zehen bis zu den Waden hinauf, die andere von den Waden bis zu den Zehen.

□ Bei einer anderen Entspannungsübung liegt der Patient ausgestreckt auf dem Bett oder einer Liege. Der Therapeut umfasst mit einer Hand den linken Fersenknöchel und mit der anderen den rechten. Nun zieht er ganz sanft an jedem Fuß, so dass sich die Gelenke lockern.

Die erste Massage

Massieren Sie alle Reflexzonen so oft wie möglich systematisch von oben nach unten, auch, wenn Sie vornehmlich an der Stärkung ausgewählter Organzonen interessiert sind. Wer allergisch auf Pollen reagiert, möchte sich natürlich vor allem den Zonen seiner Atmungsorgane widmen. Obwohl Heuschnupfen besonders diese Organe in Mitleidenschaft zieht, sind seine Ursachen komplexer Natur und viele körperliche Vorgänge an seiner Entstehung beteiligt.

Mit häufigen »Ganzheitsmassagen« fördern Sie die Balance des Organismus. Damit erhöhen Sie die Chance, nicht nur symptomatische, sondern auch ursächliche und indirekte Fak-

Ein Vorteil vieler naturheilkundlicher Methoden gegenüber der Schulmedizin ist ihr Bestreben, die tieferen Ursachen einer Krankheit zu behandeln. Die moderne Medizin begnügt sich oft damit, einen körperlichen Schaden zu reparieren, ohne zu fragen, warum er entstanden ist.

Autogenes Training ist eine sehr erfolgreiche Methode, um durch Vorstellungskraft und suggestive Sätze Geist und Körper wohltuend zu beeinflussen. Man kann es u. a. an Volkshochschulen lernen und dann selbstständig anwenden.

toren eines Leidens positiv zu beeinflussen. Ebenso wertvoll ist die Massage natürlich für die allgemeine Vorbeugung und Vitalisierung.

Setzen Sie sich jedoch nie unter den Leistungsdruck, möglichst viele Zonen zu behandeln. Wichtig für den Erfolg ist es, die Massagen ruhig und intensiv statt gehetzt und oberflächlich auszuführen. Wenn Sie wenig Zeit haben, nehmen Sie sich nur ein paar Zonen vor, die zusammenhängen oder einer bestimmten Indikation entsprechen.

Wohltuende Tiefenatmung

Nutzen Sie auch die Macht des Atmens, um gelassener zu werden: Nervosität führt zu flacher Brustatmung, was die Aufregung erhöht. Atmen Sie deshalb locker und sanft durch die Nase bis tief in den Bauchraum ein. Legen Sie eine Hand auf den Bauch: Er sollte sich beim Einatmen heben. Vom Bauch

Nervosität bannen

Vielleicht gelingt es Ihnen nicht so leicht, vom Alltag abzuschalten, um sich ganz der Massage zu widmen. Einige Tricks und Übungen helfen gegen innere Unruhe.

- Eines der einfachsten Entspannungsmittel ist körperliche Bewegung. Schon ein Spaziergang bringt viel – z. B. von der vorletzten U-Bahn-Station bis nach Hause. Dabei werden Stresshormone abgebaut.

- Zurückhaltende, leise Musik wirkt oft Wunder. Sie können sie auch während der Massage hören.

- Suggestive Sätze werden gern belächelt, tun aber verblüffend gut: Setzen oder legen Sie sich entspannt hin, schließen Sie die Augen, und sagen oder denken Sie Sätze wie: Ich bin zu Hause – ich tue, was mir gefällt. Ich fühle mich ganz ruhig und entspannt. Niemand wartet auf mich. Ich habe sehr viel Zeit.

- Suggestive Bilder wie z. B. eine harmonische Landschaft haben eine ähnliche Wirkung. Um Aufregung zu lindern, sind Bilder mit tief liegenden Dingen ratsam: beispielsweise Wurzelwerk oder ein Pfad, der sich durch ein Tal windet.

strömt die Luft dann langsam hinauf, bis sie die oberen Lungenflügel füllt. Das folgende Ausatmen sollte länger dauern als das Einatmen. Wenn Ihnen gemächliches Ausatmen schwer fällt, hilft es, die Luft durch die fast geschlossenen Lippen entweichen zu lassen. Die Bauch- oder Zwerchfellatmung (siehe auch Seite 49) beruhigt, weil sie die Sauerstoffversorgung verbessert und gleichzeitig wie eine innere Massage wirkt. Die Bewegungen des Zwerchfells nehmen dabei dem Kreislauf Arbeit ab und fördern die Verdauungsfunktionen.

Massage der Kopfzonen

Beginnen Sie die Behandlung an den Zehen. Hier finden Sie die Reflexzonen für Schädel, Gehirn, Nasen-Rachen-Raum (auf dem großen Zeh), für die Augen (auf dem zweiten und dritten Zeh), für die Ohren (auf dem vierten und fünften Zeh), für die Kopfhöhlen (auf den vier Zehen neben der Großzehe) und für das obere Lymphsystem (zwischen den Zehen).

Wenn Sie den Daumen auf die Spitze Ihres großen Zehs legen, berühren Sie reflektorisch gesehen Ihr Schädeldach. Es gehört zur Schädelhöhle, die das Gehirn enthält. Nach außen wird das Schädeldach durch die robuste Kopfschwarte geschützt, darüber liegt die Kopfhaut. Legen Sie eine Hand auf den Rücken des Großzehs, um ihn abzustützen. Massieren Sie dann mit dem Daumen der anderen Hand langsam von der Schädeldachzone, die den höchsten Punkt Ihres Körpers repräsentiert, abwärts über die Zehenkuppe.

Das Gehirn

Auf der Unterseite des großen Zehs liegt die Reflexzone für das etwa ein bis drei Kilogramm schwere Gehirn. Unser Denkvermögen und Bewusstsein haben wir, weil im Lauf der Evolution das Großhirn stark anwuchs. Seine Rinde bildete

Auch bei der chinesischen Körpertherapie Qi Gong spielt die tiefe Bauchatmung eine entscheidende Rolle. Im Unterbauch hat nach Meinung chinesischer Heilkundler das Dan Tian seinen Sitz – das zentrale Energiereservoir des Körpers.

1: Hypophyse, 2: Gehirn

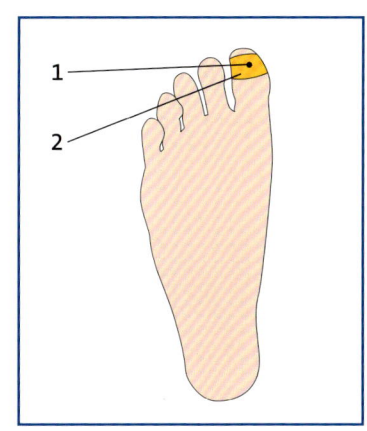

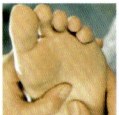

Info

zahllose Faltungen, in denen die geistigen Fähigkeiten angesiedelt sind. Zum Großhirn gehört auch das limbische System, das für Gefühle und Leidenschaften »zuständig« ist. Das Großhirn ist in zwei Hälften aufgeteilt, die durch dichte Nervenstränge miteinander verbunden sind. Logisches Denken hat eher in der linken Hälfte seinen Sitz, Fantasie und Emotionen eher rechts. Um komplexe Aufgaben zu verstehen und zu lösen, ist es vorteilhaft, beide Gehirnhälften zu nutzen. Regelmäßige Reflexzonenmassagen fördern das Denkvermögen.

Um Bewegungen zu koordinieren, arbeitet das Großhirn mit dem Kleinhirn zusammen. Am untersten Ende des Kleinhirns sitzt das Stammhirn. Es reicht bis in die Halswirbelsäule, wo es ins Rückenmark übergeht. Es ist vor allem für die selbstständigen Prozesse im Körper zuständig: Herzschlag, Atmung, Verdauung oder Husten und Speichelfluss.

Für die Massage des oberen Großzehenglieds sollten Sie »streifenweise« vorgehen: Wenn Sie unten am Gelenk ankommen, legen Sie den Daumen erneut an der Schädeldeckenzone an, um den nächsten Abschnitt zu behandeln.

Hormonzentrum Hypophyse

Mit der oben beschriebenen Massage erreichen Sie auch die Hypophysenzone in der Mitte des oberen Großzehenglieds. Kreisen Sie zum Abschluss der Gehirnzonenmassage mit der Daumenkuppe mehrmals über die Gehirnzone, und widmen Sie sich der Hypophysenzone dabei besonders.

Die Hypophyse (Hirnanhangsdrüse) ist die wichtigste Hormondrüse des Körpers. Sie steuert durch ihre Botenstoffe Wachstum und Stoffwechsel sowie körperliche Veränderungen bei Geburt und Schwangerschaft – z. B. die Fähigkeit zum Stillen. Das schafft das erbsengroße Organ natürlich nicht ganz aus eigener Kraft. Es arbeitet eng mit dem Hypothalamus zusammen – einer Gehirnzone, die über Nervenleitungen ständig erfährt, welche Bedürfnisse der Körper hat. Nur so kommt es dazu, dass Menschen Gefühle zeigen, in Krisensituationen blitzschnell reagieren oder Menstruationszyklen unterliegen. Gemeinsam kontrollieren die beiden auch die Tätigkeit der anderen Hormondrüsen. Sie bestimmen – aufgrund komplizierter Messungen des Hormongehalts im Blut – wie viel Botenstoffe Schilddrüse, Nebennieren und Co. produzieren sollen.

Der anfällige Nasen-Rachen-Raum

Auf der Oberseite des großen Zehs befindet sich die Reflexzone für Nase und Rachen. Sie liegt zwischen dem Zehennagel und dem Mittelgelenk. Sie hat mit dem Gehirn viel mehr zu tun, als man zunächst vermutet. Die Nase ist einerseits ein Eingangsweg für den lebensnotwendigen Sauerstoff. Andererseits ist sie ein Geruchsorgan, das vielfältige Empfindungen im Gehirn wecken kann: Appetit auf ein köstliches Essen, Ekel vor Verfaultem oder aber auch Sehnsucht. Psychologische Studien belegen, dass der Geruchssinn bei der Partnerwahl eine bedeutende Rolle spielt. Ob man einen Menschen riechen kann oder nicht, scheint für das Eheglück wichtiger zu sein als manch anderes.

Anscheinend hat uns die Natur mit Geruchssinn ausgestattet, um dem Gehirn zu helfen, Gutes von Schlechtem zu unterscheiden. Gerüche prägen sich tief in die grauen Zellen ein: Viele Menschen verbinden wichtige Erlebnisse mit Düften, die sie dabei wahrnehmen. Steigt ihnen ein ähnlicher Duft später in die Nase, beschwört er Erinnerungen herauf.

Gutes und Schädliches liegen nah beieinander

Über den Rachen atmen wir und nehmen Nahrung auf. Im Mund spüren wir Geschmackseindrücke – in Wirklichkeit entstehen jedoch die meisten dieser Eindrücke mit Hilfe der Sin-

Die Hypophyse wird auch Hirnanhangsdrüse genannt, weil sie nur durch einen kleinen Steg unten mit der Gehirnbasis verbunden ist. Sie selbst ist nur so groß wie eine Erbse – doch ohne sie ist kein Mensch lebensfähig.

Der französische Schriftsteller Marcel Proust schrieb sein zehnbändiges Hauptwerk »Auf der Suche nach der verlorenen Zeit« über die Macht der Erinnerung, die vom Duft eines in Tee getauchten Gebäckstücks ausgelöst wird.

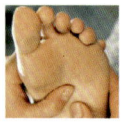

Tipp

In der kalten Jahreszeit dankt Ihnen der Körper Massagen sehr. Vor dem Gang nach draußen regen sie die Durchblutung an, und Sie frieren weniger. Danach bekommen Sie buchstäblich schnell wieder warme Füße.

neszellen der Nase. Der Nasen-Rachen-Raum sorgt für den Spaß am Essen, eine der stärksten Empfindungen im Leben. Und Genuss hält gesund – wenn man ihn richtig dosiert.

Besonders während der kalten Jahreszeit sollten Sie durch die Nase statt durch den Mund- und Rachenraum atmen. Ihre Schleimhäute wärmen die Luft stärker an und filtern Fremdstoffe. Denn mit der Atmung saugen wir ständig unzählige Partikel ein, die sich in der Luft bewegen: Staub und Schmutz, Pollen oder Viren. Mit jedem Atemzug werden viele Krankheitserreger in den Organismus getragen. Sie machen dem Körper meist keine Probleme: Die Erreger bleiben in den Schleimhäuten von Nase und Rachen hängen und können dann von Immunzellen zerstört werden. Wenn diese Abwehrmechanismen jedoch versagen, kommt es zu Erkrankungen wie Schnupfen, grippalem Infekt oder Grippe.

Beginnen Sie mit der Massage der Nasen-Rachen-Raum-Zone unterhalb des Großzehnagels. Massieren Sie das oberste Zehenglied Streifen für Streifen von oben nach unten durch – aber ohne zu viel Druck auszuüben. Wenn Sie behutsam genug massieren, werden Sie merken, wie sensibel diese Region ist und dass sie auf die Behandlung reagiert.

Kraftbringer Schilddrüse

Auf dem untersten Zehenglied liegt die Reflexzone der Schilddrüse. Sie verläuft von der Oberseite des großen Zehs bis zu seiner Unterseite.

Die Lappen des Hormonorgans sitzen links und rechts von Kehlkopf und Luftröhre. Die Schilddrüse ist lebenswichtig; von ihren Hormonen hängt eine gesunde körperliche und geistige Entwicklung ab, sie hat Einfluss auf Herzschlag und Körpertemperatur. Ohne die Schilddrüse gibt es keine Vitalität. Denn das kleine Organ reguliert den Stoffwechsel und bestimmt, wie viel Energie aus der Nahrung gewonnen wird.

Entsprechend groß sind die Probleme, wenn die Schilddrüse erkrankt. Produziert sie zu wenig Hormone (Unterfunktion), sind die Betroffenen ständig müde. Menschen, die unter einer Überfunktion der Schilddrüse leiden, stehen ständig unter Strom, haben Hitzewallungen, Herzrasen und Heißhunger. Medikamente – manchmal auch Operationen – helfen. Begleitend sind Reflexzonenmassagen ratsam.

Bei ungeklärten Leiden oft erfolgreich

Die Ursachen von Schilddrüsenstörungen sind nicht völlig geklärt. Bei Überfunktion spielen nicht selten seelische Faktoren eine Rolle. Oft hilft aber schon eine jodreichere Ernährung, bzw. Jodpräparate, da viele Menschen zu wenig Jod zu sich nehmen. Ob ein Mangel tatsächlich vorliegt, sollte jedoch auf jeden Fall der Arzt feststellen. Denn auch zu viel Jod kann schädlich sein.

Auch Autoimmunkrankheiten lösen Störungen der Schilddrüse aus. Hierbei greifen Abwehrzellen des eigenen Immunsystems aus ungeklärter Ursache das Schilddrüsengewebe an und sorgen für chronische Entzündungen.

Massieren Sie die Nackenzone gleich mit

Gleichzeitig mit der Schilddrüsenzone können Sie die Nackenzone behandeln. Der Nacken verbindet den Kopf mit dem übrigen Körper. Durch unsere moderne Lebensweise wird er oft überbeansprucht: Er verspannt leicht, weil der über den Schreibtisch gebeugte Kopf zu falschen Haltungen oder Bewegungsarmut zwingt.

Behandeln Sie den unteren Knöchel des großen Zehs – auf dem die Schilddrüsenzone und die Nackenzone liegen – in kleinen Raupenschritten von oben nach unten oder von links nach rechts. Massieren Sie den ganzen Knöchel bis zu den Grundgelenken.

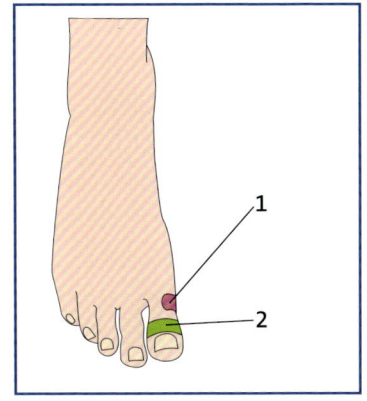

1: Schilddrüse, 2: Nasen-Rachen-Raum

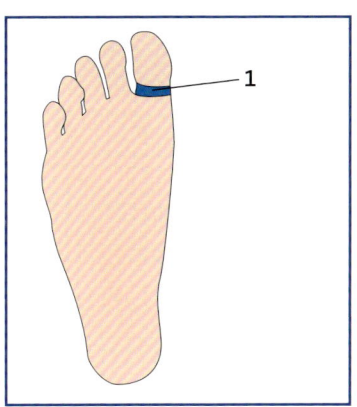

1: Nacken

Nun haben Sie den gesamten Großzeh durchgearbeitet. Wie Sie sehen, brauchen Sie in der Praxis nicht daran zu denken, wo die Grenzen der einzelnen Zonen liegen. Bei einer ganzheitlichen Massage gehen Sie nahtlos von der einen zur anderen über. Trotzdem ist es nützlich, wenn Sie wissen, wo Sie sich befinden und welchem Organ die Behandlung dient.

Nebenhöhlen, Augen und Ohren

☐ Auf den vier Zehen neben dem Großzeh liegen die Reflexzonen für die Nebenhöhlen, die Augen und die Ohren. Die Nebenhöhlenzonen finden Sie auf den obersten vier Zehengliedern.
Nebenhöhlen sind knöcherne Hohlräume über und hinter der Nase. Sie versorgen die Nase mit Feuchtigkeit und sind Resonanzkörper für die Stimme. Bei Erkältungen oder Zahnvereiterungen können sich ihre Schleimhäute entzünden. Symptome sind starke Schmerzen und Druckgefühle in den Bereichen Kopf, Stirn und Kiefer. Eine ärztliche Behandlung ist wichtig, weil die Entzündungen auf die Augenhöhlen und Gehirnhäute übergreifen können.

☐ Die Augenzonen liegen auf den beiden unteren Gliedern des zweiten und dritten Zehs. Wir beanspruchen unsere Augen oft zu einseitig, z. B. beim zu langen und starren Blicken auf Bildschirme. Augen brauchen genau wie Muskeln und Gelenke eine abwechslungsreiche Betätigung.
Wir sehen, weil Hornhaut und Linse Lichtstrahlen bündeln, die von unserer Umgebung reflektiert werden. Sie fokussieren das Licht auf die Netzhaut, wo es von Sehzellen in elektrische Impulse umgewandelt wird, die der Sehnerv an die Sehzentren im Gehirn weiterleitet. Der Sehvorgang läuft aber nicht mechanisch ab. Er ist von der körperlichen Vitalität und von seelischen Faktoren abhängig. Reflexzonenmassagen verbessern in den meisten Fällen die Sehkraft.

Unter zu hohem Innendruck der Augen (Glaukom) leiden viele, ohne es zu ahnen. Der Druck sollte deshalb ab dem 40. Lebensjahr regelmäßig beim Augenarzt gemessen werden, um Folgeschäden zu verhindern.

1: Nebenhöhlen, 2: Augen, 3: Ohren

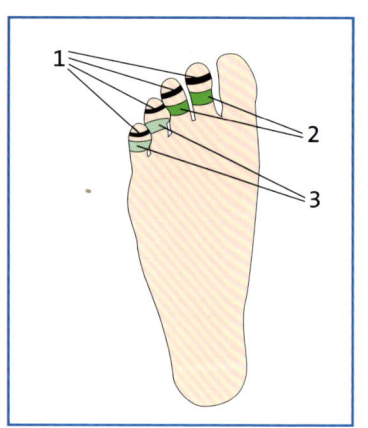

Krankheitsursache Stress

Der Vorgang des Hörens läuft folgendermaßen ab: Die Ohrmuschel fängt Schallwellen auf, die hinter dem Trommelfell feinste Knöchelchen in Vibration versetzen. Diese bringen wiederum Millionen feiner Sinneshärchen in Bewegung. Ihre Impulse verarbeitet das Gehirn zu Lauten. Eine zu große Lautstärke kann Haarzellen umknicken lassen und das Hörvermögen verschlechtern.

Das Ohr muss sehr gut durchblutet werden, um seine Aufgabe erfüllen zu können. Bei einem Hörsturz kommt es zur plötzlichen Mangeldurchblutung, die Hörprobleme und Ohrgeräusche auslösen kann. Vor allem Stress scheint für das Leiden verantwortlich zu sein (siehe dazu auch Seite 73f.). Arbeit bis zur Erschöpfungsgrenze schwächt die Leistungen von Augen und Ohren deutlich.

Für die Massage der Nebenhöhlenzonen sowie der Zonen für Augen und Ohren beginnen Sie an den Zehenspitzen. Massieren Sie jeden der vier Zehen neben dem großen Zeh von oben bis unten durch. Behandeln Sie mit dem Raupengriff von Daumen oder Zeigefinger auch die Zehennägel. Damit behandeln Sie reflektorisch den Stirnbereich des Kopfs.

Die Lymphwege

Ähnlich verzweigt wie die Blutbahnen verlaufen die Lymphbahnen im Körper. Sie transportieren Nährstoffe, Gewebeflüssigkeit und weiße Blutkörperchen und helfen bei der Entsorgung von Schadstoffen. Während sich der Blutkreislauf durch Herz und Arterienmuskeln selbst antreibt, sind die Lymphe auf fremde Hilfe angewiesen. Der Muskeldruck bei körperlicher Bewegung und Massagen hält sie auf Trab. Eine sehr wichtige Aufgabe der Lymphbahnen ist es, Krankheitserreger zu den Lymphknötchen, den Mandeln und dem Lymph-

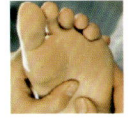

Tipp

Da sich Lymphflüssigkeit leicht in den Lymphgefäßen staut, sind spezielle Lymphmassagen, die sich am Verlauf des Lymphnetzes orientieren, sehr wohltuend. Sie entschlacken das Gewebe und werden auch gern in der Kosmetik angewendet, weil sie das Gesicht frischer aussehen lassen.

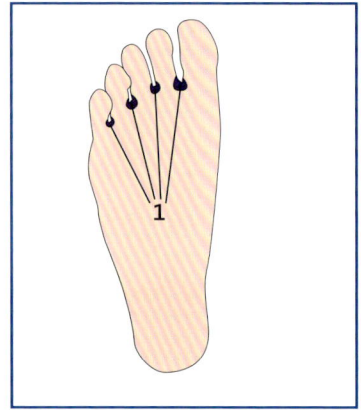

1: obere Lymphe

organ Milz zu bringen. An diesen Sammelpunkten bekämpfen Abwehrzellen die Erreger. Deshalb schwellen Lymphknoten bei Krankheiten oft an.

Da sich die oberen Lymphzonen zwischen den Zehen befinden, erreichen Sie sie am besten, wenn Sie den Daumen oben und den Zeigefinger unten ansetzen. Nun üben Sie leichten Druck aus und fahren mehrmals über die »Schwimmhäute« zwischen den Zehen.

Der tragende Rücken

Der Kopf wird von der Wirbelsäule getragen – der Schädel sitzt auf einem Rückenwirbel namens Atlas. Er steckt in einem Scharnier des folgenden Wirbels, damit er sich – und damit den Kopf – nach allen Seiten bewegen kann. Die Wirbelsäule ist das zentrale Stützgerüst des Körpers, sie hält ihn aufrecht, sorgt für die Beweglichkeit des Rumpfes und die koordinierte Arbeit der Extremitäten. In ihrem oberen Bereich trägt die Wirbelsäule die Knochen und Muskeln der Arme und Schultern (Schultergürtel). Im unteren Bereich trägt die Lendenwirbelsäule das Becken, aus dem die Beine hervorgehen.

Die Wirbelsäule besteht aus 34 bis 35 Wirbeln, die durch Gelenke miteinander verbunden sind. Die Halswirbelsäule besteht aus sieben Wirbeln, die Brustwirbelsäule aus zwölf, die Lendenwirbelsäule aus fünf. Kreuz- und Steißbein besitzen zehn oder elf zusammengewachsene Wirbel. Zwischen den oberen 24 Wirbeln sitzen Bandscheiben, die Bewegungen, Stöße und Druck abfedern.

Außerdem schützt die Wirbelsäule das Rückenmark. Es gehört mit dem Gehirn zum zentralen Nervensystem. Zwischen Hals- und Lendenwirbelsäule entspringen seine einzelnen Nervenfasern, die Bewegungen, Wahrnehmungen und die Organfunktionen ermöglichen.

Wenn das Rückenmark an einer bestimmten Stelle durchtrennt wird – z. B. nach einem Unfall – kann das Gehirn nur noch mit Körperteilen Verbindung aufnehmen, die von Nerven oberhalb der Trennung versorgt werden. Die anderen sind gelähmt.

Robust und sensibel

Stark wie ein Baumstamm und biegsam wie ein junger Zweig erscheint das Rückgrat. Doch während seiner zahllosen Tätigkeiten muss es ein Vielfaches des Körpergewichts aushalten und außerdem noch Fehlhaltungen verkraften, die mit sitzenden und bewegungsarmen Lebensgewohnheiten einhergehen. Durch seinen Zusammenhang mit den Rückenmarksnerven ist es äußerst empfindlich und reagiert auch schmerzhaft auf seelischen Druck (siehe Seite 89ff.).

Für den Rücken ist es ein Genuss, wenn Sie regelmäßig die Rückenzonen auf den inneren Fußseiten massieren, vor allem nach einem anstrengenden Tag. Denn dabei lösen sich nicht nur muskuläre, sondern auch seelische Verspannungen. Die Massage der Wirbelsäulenzonen ist eines der besten Mittel, um den so weit verbreiteten Rückenleiden zu entgehen.

Wohltuende Rückenzonenmassage

☐ Die Rückenzonen beginnen an der inneren Großzehseite neben dem mittleren Gelenk. Eine Hand stützt den Fuß, indem sie ihn von der Rückenseite her umfasst. Massieren Sie in kleinen Raupenschritten abwärts in Richtung Mittelfuß mit betontem, aber nicht zu hartem Druck. Sie durchschreiten dabei die Zone der Halswirbelsäule, die zu schmerzhaften Verspannungen neigt. Auch ruckhafte Bewegungen setzen den Halswirbeln zu.

☐ Wenn Sie seitlich am Grundgelenk des großen Zehs vorbeikommen, erreichen Sie die Brustwirbelreflexzone. Aus den Brustwirbeln entspringen Nervenfasern für viele lebenswichtige Organe. Schmerzhafte Beschwerden macht die Brustwirbelsäule aber seltener als die Hals- oder Lendenwirbelsäule.

☐ Am Beginn der inneren, seitlichen Ferse erreichen Sie die Reflexzonen für die Lendenwirbelsäule. Sie steht auf der »Hitparade« der am häufigsten schmerzenden Körperteile ganz

Fällt bei Auffahrunfällen der Kopf ruckartig nach vorn, werden die Sehnen und Bänder der Halswirbelsäule überdehnt. Wer dieses schmerzhafte Halswirbelsäulensyndrom erleidet, bekommt vom Arzt oft eine Halskrause verordnet. Studien zeigten jedoch, dass Patienten, deren Hals nicht ruhig gestellt wurde, schneller genasen.

1: Halswirbelsäule, 2: Brustwirbelsäule, 3: Lendenwirbelsäule, 4: Kreuz- und Steißbein

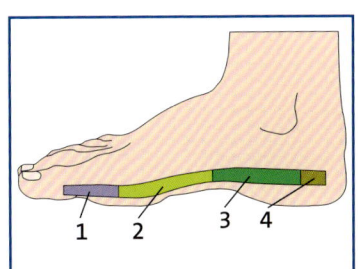

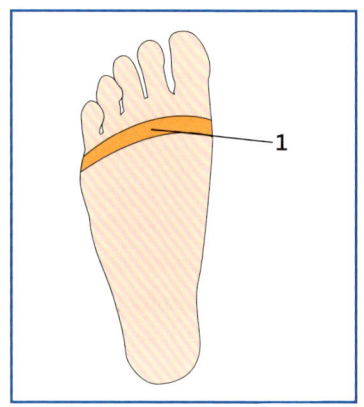

1: Schultergürtel

Der obere und untere Teil des Kniegelenks ist bei jeder Bewegung Reibungen ausgesetzt. Ein Knorpelpuffer – der Meniskus – dämpft die Belastung. Wenn er sehr stark abgenutzt ist, sind häufig Schmerzen und Entzündungen des Knies die Folge.

oben. Nirgendwo ist der Druck im Körper höher, wenn wir uns bücken, Gewichte heben oder auch nur stehen. Aus der Lendenwirbelsäule entspringt auch der berüchtigte Ischiasnerv, der bei Zugluft, Unterkühlung oder muskulärer Verspannung den qualvollen Hexenschuss verursachen kann. Massieren Sie nach einem anstrengenden Tag ruhig und langsam an der Ferse entlang. Zum Fußende hin durchqueren Sie die Reflexzonen für das Kreuz- und Steißbein.

Schultern, Arme und Beine

Der nächste Massagebereich ist weniger einheitlich als die vorigen. Er bildet einerseits einen Streifen unterhalb der Grundgelenke der Zehen. Hier finden Sie die Reflexzonen für den Schultergürtel – so bezeichnet man die Knochen und Muskeln, an denen die Arme hängen. Die Arm- und Beinzonen verlaufen hingegen an der äußeren Kante des Fußes: zwischen dem Grundgelenk des kleinen Zehs und der Ferse.

Die Beweglichkeit unserer Gliedmaßen macht die vielfältigen Tätigkeiten des menschlichen Daseins erst möglich. Die Arme und Beine werden zur Arbeit und Fortbewegung intensiv eingesetzt. Ähnlich wie Werkzeuge verschleißen sie leicht. Besonders die Knie sind gefährdet. Das Knie verbindet den Oberschenkel mit dem Schienbein und sorgt dafür, dass wir das Bein beugen oder den Unterschenkel seitlich vom Oberschenkel wegdrehen können. Dafür besitzen wir ein Kniegelenk, das durch Knorpelpuffer abgefedert und durch Kreuzbänder in seiner jeweiligen Position gehalten wird. Neben seinen »artistischen« Aufgaben muss das Knie aber auch das Gewicht des Körpers und zusätzliche Lasten bewegen.

Der Schulter-Arm-Bereich reagiert vor allem bei Muskelverspannungen, Abnutzungserscheinungen der Halswirbelsäule und Entzündungen mit Schmerzen. Oft kann der Arzt jedoch nicht zufriedenstellend behandeln. Der Grund dafür liegt darin, dass Beschwerden der Gliedmaßen und des Rückens sehr vielfältige Ursachen haben – in hohem Maße auch seelische. Reflexzonenbehandlungen sind wegen ihrer umfassenden Wirksamkeit deshalb unbedingt zu empfehlen.

Vom Schulter- bis zum Kniegelenk

☐ Massieren Sie zuerst die Schultergürtelzone, d. h. die muskulöse Aufhängung der Arme. Die Reflexzone erstreckt sich längs unterhalb der Zehengrundgelenke – ungefähr über eine Daumenbreite. Sie befindet sich auf beiden Seiten des Fußes. Massieren Sie deshalb oben und unten. Setzen Sie jeweils zwischen zwei Mittelfußknochen an (unterhalb der Zehengrundgelenke). Direkt auf den empfindlichen Knöcheln wird also nicht behandelt. Massieren Sie dann parallel zu den Mittelfußknochen in kleinen Schritten aufwärts. Behandeln Sie erst zwischen dem Mittelknochen des Großzehs und zweiten Zehs, dann zwischen viertem und drittem Zeh usw.

☐ Streichen Sie nun mit Zeigefinger oder Daumen seitlich um das Grundgelenk des kleinen Zehs herum, um die Reflexzone für das Schultergelenk zu behandeln. Nach mehrmaligen Umkreisungen gehen Sie im Raupengang (siehe Seite 31) die äußere Fußseite weiter bis zur Ferse hinauf. Auf diesem Weg berühren Sie nacheinander die Reflexzonen für Oberarm, Ellbogen, Bein und Knie.

Falls Sie bei der Selbstmassage ein Bein über das andere legen, ist es am bequemsten, die Handfläche auf die Fußfläche zu legen und dann mit dem Zeigefinger quer zur Fußkante zu massieren (auf und ab zwischen Fußrücken und Fußsohle). Je weiter Sie kommen, desto größer sollte der Bereich sein, den Sie am seitlichen Fuß behandeln. Denn die Reflexzonen nehmen zur Ferse hin mehr Raum ein. Die Beinzone endet unterhalb des Sprunggelenkknöchels.

Treiben Sie niemals so lange und intensiv Sport, dass sie einen Muskelkater in Schultern, Armen oder Beinen bekommen. Die Schmerzen zeugen nicht von einem großen Trainingseffekt, sondern von Überanspruchung und Mikroverletzungen der Muskeln.

1: Schultergelenk, 2: Schultergürtel, 3: Arme, 4: Beine

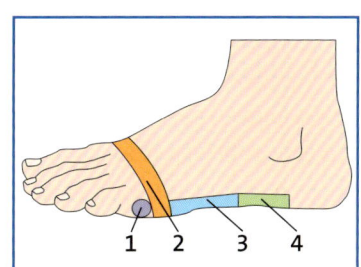

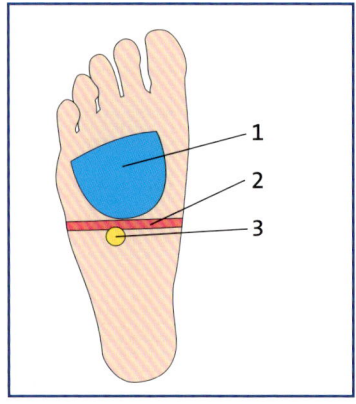

*1: Lunge / Bronchien, 2: Zwerchfell,
3: Solarplexus*

Die Atemzonen

Der Sauerstoff, den wir jede Sekunde scheinbar so einfach ein-atmen, gelangt auf kompliziertem Weg in den Körper. Auf ins-gesamt 100 Quadratmetern wird er aus der Lunge in den Blut-kreislauf abgegeben. So groß nämlich ist die Oberfläche sämtlicher Lungenbläschen, die die Eingangstüren für den Sauerstoff darstellen. Zuerst gerät Luft über Nase, Mund, Rachen und Luftröhre in die Bronchien. Diese Transportwege verzweigen und verfeinern sich immer mehr, bis sie Sauerstoff in besagte Lungenbläschen geleitet haben, die mit den feinsten Äderchen des Kreislaufs (Kapillare) in Verbindung stehen. Die Kapillare nehmen den Sauerstoff beim Einatmen entgegen. Beim Ausatmen übergeben sie den Bläschen verbrauchte Stoffwechselprodukte: vor allem das durch den Energieaus-tausch im Organismus entstehende Kohlendioxid.

Der Mensch besitzt zwei Lungenflügel, die ständig wie Blase-balge auf- und zugedrückt werden, damit die Atmung funktio-niert. Die Lunge bewegt sich nicht von allein. Die Rippenmus-keln und das Zwerchfell, das unter der Lunge und über dem Magen sitzt, sorgen für ihr ständiges Auf und Ab.

❑ Auf dem Fuß beginnen die zugehörigen Reflexzonen unter-halb der Zehengrundgelenke und reichen etwa bis zu einer gedachten Mittellinie des Fußes. Die Rippenzonen befinden sich auf dem Fußrücken, Lunge, Bronchien und Zwerchfell auf der Sohle. Außerdem lernen Sie die Reflexzone für das Sonnengeflecht (Solarplexus) kennen. Dabei handelt es sich nicht direkt um eine Atemzone; sie hat aber großen Einfluss auf die Atemfunktion. Das Sonnengeflecht ist ein dichtes Ner-venknäuel unterhalb von Lunge und Zwerchfell. Über dessen Nervenfasern regelt das Gehirn viele vegetative Vorgänge, d.h. Lebensfunktionen, die ohne unser Zutun ablaufen wie z.B. Kreislauftätigkeit, Atmung und Verdauung. Das Sonnen-

Die Lunge nimmt im Brustraum viel Platz ein – genau wie ihre Reflexzone auf dem Fuß. Die Lungenflügel sind nicht völlig gleichartig. Der rechte besitzt drei Lungenlappen und der linke nur zwei. In jeden Lappen mün-den Stränge aus Bronchien und Arterien.

geflecht ist ein hochsensibler Informationskanal. Er kann durch seelische Belastungen und Stress stark beinflusst werden und dann Organfunktionen beeinträchtigen. Beispielsweise leiden Betroffene unter einer unregelmäßigen Atmung oder unter Verstopfung. Umgekehrt tut eine therapeutische Einwirkung auf die Zone dem ganzen Körper gut. Sie entspannt und harmonisiert.

Lebenswichtig und sensibel

Der Einfluss unserer Gedanken und Gefühle auf die Lunge ist groß. Ob wir ausgeglichen oder unzufrieden sind, in Hektik oder genießen: Häufig verändert sich mit der Stimmungslage auch der Atemrhythmus. Die gesunde Atmung ist langsam und tief. Das Ausatmen sollte länger als das Einatmen dauern und die Lunge vor allem durch das Zwerchfell bewegt werden. Der Vorteil dabei: Der Gasaustausch – die Aufnahme von frischem Sauerstoff und die Entsorgung verbrauchter, giftiger Luft – verläuft sehr gründlich. Die Körperzellen haben reichlich Zeit, lebenswichtige Gase aufzunehmen. Schadstoffe werden bei ruhiger, langsamer Atmung besonders gut entsorgt.

Wer tief in den Bauch einatmet, nutzt zugleich die volle Kapazität der Lunge. Im unteren Bereich ist sie größer als im oberen. Unten kann sie durch weniger Anstrengung mehr Sauerstoff aufnehmen – oder Schadstoffe ausatmen – als oben. Deshalb sitzt auch das Zwerchfell, der größte Muskel des Körpers, unterhalb der Lungenflügel. Diese sollten sich zuerst im Bauchraum mit Luft füllen. Dann erst sollte auch der obere Bereich mit Hilfe der Rippenmuskeln versorgt werden.

Gesund atmen – gar nicht so einfach

Trotzdem atmen viele Menschen oberflächlich und nervös. Die Gründe dafür sind meist Stress und eine unruhige Umgebung. Die Luft erreicht dann vor allem den oberen Lungen-

Schon maßvolles körperliches Training tut der Lunge sehr gut. Sie lernt, mehr Luft pro Atemzug aufzunehmen und den Sauerstoff effektiver zu nutzen. Sämtliche Organe werden dann besser versorgt und die Lunge geschont.

1: Rippen

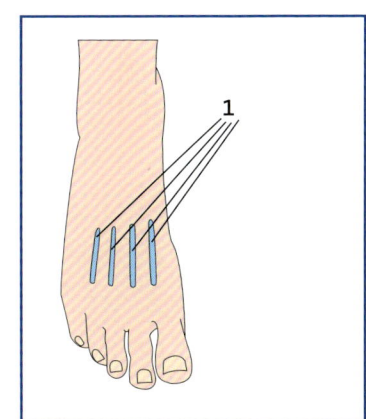

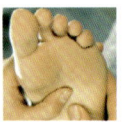

Tipp

Behandeln Sie bei einer Massage alle Stellen vorsichtig, die wenig Fettgewebe aufweisen und nah an den Knöcheln liegen. Der gesamte Fußrücken ist nicht besonders gut gepolstert. Bereiche wie die Rippenzonen sollten deshalb nicht zu heftig massiert werden.

bereich. Es muss schnell geatmet werden, weil bei jedem Atemzug nur wenig Sauerstoff in den Körper gelangt. Dieser eingeschränkte Gasaustausch verstärkt die Unruhe und kann sogar zu Angstgefühlen und Panik führen.

Die Behandlung der Atemzonen ist ein besonders wichtiger und einflussreicher Teil der Reflexzonenmassage. Wenn Sie zu nervöser Atmung neigen, wird es Ihnen nach einigen Behandlungen viel leichter fallen, entspannt und gesund Luft zu holen. Zusätzlich zur Reflexzonenmassage sind auch Atemübungen ratsam (siehe Seite 36f.). Eine gesunde Atmung hilft letzten Endes sämtlichen Körperfunktionen, weil sie den Stoffwechsel verbessert und den Organen – ganz besonders dem Herz – die Arbeit erleichtert.

Widerstandskraft gegen Infekte

Die Fähigkeit der Atemwege, Sauerstoff aufzunehmen, gefährdet sie auch. Denn dadurch geraten sie in direkten Kontakt mit biologischen und chemischen Stoffen der Außenwelt. Diese können – beispielsweise wenn es sich um Viren oder Abgase handelt – nicht nur die Atemwege, sondern den gesamten Organismus schädigen.

Die häufigste Atemwegserkrankung ist die Erkältung – von Medizinern grippaler Infekt genannt. Damit möglichst nichts Schlimmeres als ein gelegentlicher Husten oder Schnupfen entsteht, ist die Stärkung der Abwehrkräfte und speziell der Schleimhäute der Atmungsorgane wichtig (siehe dazu auch Seite 77ff.).

Sie fungieren gewissermaßen als Abwehrschilde gegen Krankheitserreger aller Art, können diese Aufgabe aber nur bei ausreichender Durchblutung erfüllen. Die Massage der Atemzonen dient ihrer allgemeinen Vitalisierung. Eine umfassende Antierkältungsbehandlung finden Sie im betreffenden Kapitel (siehe Seite 78f.).

Massage der Atemzonen

❑ Beginnen Sie mit der Behandlung der Rippenzonen auf dem Fußrücken. Sie setzen den Daumen der einen Hand in der Furche zwischen dem Grundgelenk des großen und des zweiten Zehs an. Mit der anderen Hand stützen Sie den Fuß ab. Nun benutzen Sie die Raupentechnik, um Stück für Stück den Pfad zwischen den Mittelfußknochen zu massieren. Wenn Sie den mittleren Bereich des Fußes erreicht haben, beginnen Sie wieder oben – nun unterhalb der Grundgelenke von zweitem und drittem Zeh. Danach behandeln Sie die Gelenkfurchen zwischen dem dritten und vierten, dann zwischen dem vierten und dem fünften Zeh.

Je nachdem, wie es für Sie bequemer ist, können Sie die Gelenkfurchen auch horizontal massieren – also quer statt parallel zu den Mittelfußknochen.

❑ Massieren Sie im Anschluss die Zonen von Lunge und Bronchien auf der Unterseite des Fußes. Umfassen Sie den Fuß so, dass der Daumen eine stabile Ausgangsposition hat (die vier anderen Finger umgreifen den Fußrücken). Stützen Sie den Fuß zusätzlich mit der anderen Hand im Fersenbereich ab. Nun energisch von oben nach unten massieren: Beginnen Sie auf dem Ballen unterhalb des Großzehknöchels. Gehen Sie bis zur queren Mittellinie des Fußes. Beginnen Sie dann wieder oben, um den nächsten Streifen zu behandeln.

❑ Nun folgt die Reflexzone für das Zwerchfell. Sie liegt unter der Lungenzone. Massieren Sie sie mit dem Daumen auf der Mittellinie der Fußsohle von rechts nach links.

❑ Etwa in der Mitte der Zwerchfellzone, an ihrem unteren Rand (zur Ferse hin), liegt die Reflexzone für den hochsensiblen Solarplexus. Sie wird nicht gesondert massiert. Es genügt, für einige Momente sanften Druck mit der Fingerkuppe auf sie auszuüben. Schon diese Behandlung wird von vielen Patienten als sehr tiefgehend empfunden. Sie sollten allerdings

Der Solarplexus reagiert auf jede Berührung sehr sensibel. Bei zärtlichen Streicheleinheiten versetzt er den Körper in wohligen Aufruhr. Kommt es zu einem Schlag in den unteren Bauchraum, kann er sogar eine Ohnmacht auslösen.

aufhören, falls es unangenehm wird. Über den Solarplexus kann eine starke körperliche Beruhigung und Entkrampfung erreicht werden. Die dosierte Behandlung der Zone ist deshalb bei vielen Leiden angezeigt, die mit körperlicher und psychischer Anspannung einhergehen (auch Schmerzen).

Kostbare Schlagkraft – das Herz

Die Zone des Herzes sollte niemals zu eindringlich massiert werden. Sie liegt auf dem unteren Teil des Großzehballens (unterhalb der Schilddrüsenzone).

Das Herz gilt in vielen Kulturen als Hüter von Seele, Gefühl und Leidenschaft. Damit spielt es auch eine wichtige Rolle für das Verhalten und die Gestaltung des Lebens: Herzlos ist, wer nur an rationale Vorteile denkt. Um mutig zu sein, muss man sich ein Herz fassen. Wenn das Herz »aufgeht« oder zwei Herzen sich finden, steht dem Glück nichts im Wege.

Die Medizin bestätigt Zusammenhänge zwischen der seelischen Verfassung eines Menschen, seinen Gewohnheiten, Gedanken und Lebensumständen mit der Arbeit des Herzes. Jeder spürt dies auch selbst, wenn er sein Herz bei Aufregung oder Freude heftig pochen fühlt. Bei Überlastung und Stress kann es zu Verkrampfungen, Druckgefühlen und Schmerzen kommen. Im Zustand unbeschwerten Genusses oder tiefer Entspannung scheint das Herz hingegen einfach nur ruhig, in seinem ihm selbst genehmen Rhythmus zu schlagen. Es ist gut, wenn die Herzarbeit seinem Besitzer möglichst wenig auffällt. Die Reflexzonenmassage ist dabei behilflich.

Das Netzwerk des Lebens

Ungefähr einmal pro Minute fließt unser gesamtes Blut durch den ganzen Körper. Während dieser Zeit geschehen die entscheidenden Vorgänge, die uns am Leben erhalten: Die Kör-

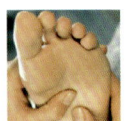

Info

Das Herz sorgt selbst dafür, dass es schlägt: In seinem Gewebe gibt es Zellen, die ständig für rhythmische Impulse sorgen. Das Nervensystem und die Hormone beeinflussen die Herztätigkeit aber auch. Sie treiben das Herz beispielsweise bei Gefahren an, damit der Körper mehr Energie bekommt.

perzellen werden mit Sauerstoff und Nahrung versorgt, Schadstoffe werden entsorgt. Immunzellen strömen mit dem Blut durch den Körper und neutralisieren fortwährend Krankheitserreger und entartete Zellen.

Der Antriebsmotor für den Blutzyklus ist das Herz. Es regiert über das Netzwerk des Lebens: Wenn sich die Muskeln der linken Herzkammer zusammenpressen, versorgen sie die Hauptschlagader (Aorta) mit sauerstoffreichem Blut. Die Aorta geht in die Arterien über, die ihr lebensspendendes Gut an die Organe und Zellen weitergeben.

Dabei verbrauchen Minikraftwerke in den Körperzellen Sauerstoff und verwandeln ihn in den Schadstoff Kohlendioxid. Ihn transportiert das Blut weiter in das Entsorgungssystem des Kreislaufs: in die Venen. Die Venen schicken verbrauchtes Blut zurück zum Herz. Dieses Mal landet es in der rechten Herzkammer. Sie leitet den Lebenssaft zur Lunge weiter. Die Lunge »atmet« das Kohlendioxid aus und reichert das Blut erneut mit frisch eingeatmetem Sauerstoff an. Dies gelangt anschließend wieder in die linke Herzkammer, und der gesamte Kreislauf beginnt von vorn.

Die Angst vor dem Infarkt

Das Herz braucht viel Kraft, um das Blut durch den Körper zu treiben. Die Wege der Blutbahnen sind weit verzweigt, um auch jede Körperzelle ausreichend zu versorgen. Ein so kompliziertes System wie der Kreislauf ist auch sehr anfällig für Störungen. In Ländern mit hohem Lebensstandard sind sie die häufigste krankheitsbedingte Todesursache. Doch man sollte nicht immer nur an den Herzinfarkt oder Schlaganfall denken, wenn es um Durchblutungsstörungen geht. Sie sind auch für sexuelle Probleme, Infektanfälligkeit, Antriebslosigkeit, Kopfschmerzen, geistige Trägheit und Vergesslichkeit verantwortlich. Dagegen lässt sich einiges tun (siehe Seite 75).

Unser Blut besteht aus verschiedenen Zellen: Die roten Blutkörperchen verschließen Wunden, indem sie verklumpen. Ihr roter Blutfarbstoff Hämoglobin transportiert den Sauerstoff. Die weißen Blutkörperchen schützen vor Krankheitserregern.

1: Herz

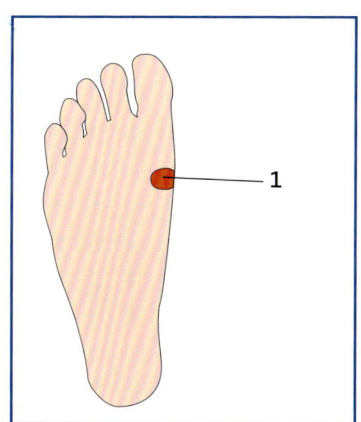

Mit der Reflexzonenmassage gelingt es besser, schädliche Einflüsse wie Nervosität oder Angst abzuwehren. Neben gesunder Ernährung und Bewegung ist sie eines der besten Mittel, um Kreislaufkrankheiten oder einem Infarkt vorzubeugen.

□ Das Herz und seine Reflexzone reagieren sensibel auf jede äußere Einwirkung – im guten wie im schlechten Sinn. Streichen Sie nur locker und sanft über die Herzzone auf dem unteren Großzehballen. Am wichtigsten ist, dass Sie die Behandlung als angenehm und wohltuend empfinden.

Die Leber

Die Leber ist die größte Drüse des Körpers und eine fürsorgliche Schwerstarbeiterin. Was wir uns durch bestimmte Nahrungs- und Genussmittel oder Medikamente Schädliches antun, entgiftet die Leber. Zumindest so weit es eben geht. Pro Minute fließen 1,5 Liter Blut durch das ungefähr 1,5 Kilogramm schwere Organ, um sich von ihm reinigen zu lassen. Bei einer Überforderung der Leberzellen durch zu große Giftmengen können sie in ihrer Funktion allerdings beeinträchtigt oder ganz zerstört werden.

Die häufigste Ursache für eine Funktionsbeeinträchtigung der Leber ist zu hoher Alkoholkonsum. In einem frühen Stadium werden übermäßig viele Fettzellen im Organ eingelagert (Fettleber). Dieses Leiden kann die robuste Leber jedoch ohne Folgeschäden auskurieren, wenn die Ursache abgestellt wird. Geschieht dies nicht, droht im schlimmsten Fall die lebensgefährliche Leberzirrhose, bei der das Organ zunehmend schrumpft. Sie kann auch die Spätfolge einer Infektion durch Hepatitisviren sein. Diese werden oft durch verunreinigtes Essen und Trinken auf Fernreisen übertragen und lösen im akuten Stadium eine Leberentzündung aus. Dagegen sind vorbeugende Impfungen möglich.

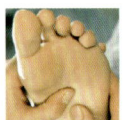

Info

Eines der besten Mittel, um Lebererkrankungen zu bekämpfen, erzeugt der Körper selbst: Interferon, ein Eiweißstoff, der vor der Ausbreitung einer Infektion schützen kann. Er wird inzwischen auch therapeutisch als Medikament eingesetzt.

Warum Piercing der Leber schaden kann

Es gibt verschiedene Formen des Hepatitiserregers. In Europa haben die Gefahren durch Typ C in den letzten Jahren stark zugenommen. Dieser Virus gerät durch Blut, Speichel oder andere Körpersubstanzen eines bereits Infizierten in den Kreislauf eines anderen Menschen. Deshalb sind vor allem Drogensüchtige, die gebrauchte Spritzen benutzen, und Prostituierte betroffen. Doch zunehmend verzeichnen Ärzte Patienten, die Kunden in unhygienischen Piercing-Studios waren.

Man sollte niemals ins nächstbeste dieser Studios gehen und sich vorab genau über die hygienischen Standards – u. a. sind sterile Instrumente wichtig – informieren. Zum Glück bekommt nicht jeder, der Hepatitisviren in sich trägt, auch eine chronische Leberentzündung. In vielen Fällen bleiben die Viren inaktiv oder können vertrieben werden. Eine wirksame Impfung gegen Hepatitis C gibt es zur Zeit jedoch nicht.

Leberstärkung durch Reflexzonenmassage

Bei Leberleiden kann sich – ergänzend zur ärztlichen Behandlung – eine Reflexzonentherapie lohnen. Sie hilft, sich rascher von einer schädlichen Überforderung zu erholen, und zwar u. a. deshalb, weil sie die Stoffwechselfunktionen des Körpers fördert. Da sie aber auch das Immunsystem stärkt, kann sie nach einer Ansteckung zur Bekämpfung von Erregern beitragen. Allerdings sollte die Reflexzonenmassage nicht im akuten entzündlichen Stadium durchgeführt werden.

Die Leber ist ein Multitalent und die Blutreinigung keineswegs ihre einzige Aufgabe. Ebenso wichtig ist ihre Fähigkeit, Nahrung zu »veredeln«. Erst in diesem Organ entstehen viele Wertstoffe, die der Körper unbedingt braucht – beispielsweise lebenswichtige Fette und die Vorstufe des Vitamin D, welches wichtig für die Knochendichte ist.

In der Leber wird auch Cholesterin hergestellt. Bei diesem Fettstoff denken die meisten an Herz-Kreislauf-Leiden. Doch er ist auch lebenswichtig, Körperzellen und Nerven kommen ohne ihn nicht aus. Nur wenn er wegen fettreicher Nahrung übermäßig im Blut vorkommt, droht Gefahr.

Die Leber speichert außerdem Traubenzucker (Glukose), den das Verdauungssystem aus pflanzlicher Nahrung entnimmt. Es handelt sich um die wichtigste Energiequelle des Körpers. Widmen Sie sich der harten Arbeiterin Leber bei der Massage besonders liebevoll – sie hat es verdient. Am unteren Rand ihrer Reflexzone auf der rechten Fußsohle, etwa zwischen dem dritten und vierten Fußwurzelknochen, schließt sich die Zone der Gallenblase an. Sie speichert die Gallenflüssigkeit – einen Verdauungssaft, den die Leber herstellt. Bei Bedarf entlädt die Galle ihr Sekret in den Darm, damit Fette besser aufgespalten werden können. Entzündungen der Gallenblase und Kristallisationen ihres Sekrets – die schmerzhaften Gallensteine – kommen nicht selten vor.

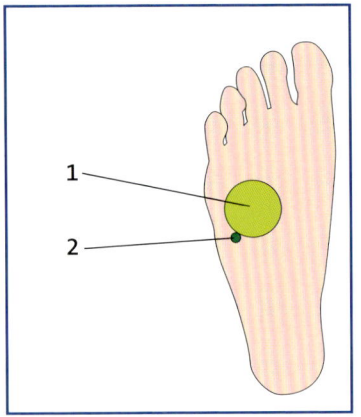

1: Leber (nur rechts),
2: Gallenblase (nur rechts)

Massage der Leber- und Gallenblasenzonen

Leber- und Gallenblasenzone sind auf der rechten Fußsohle angesiedelt. Setzen Sie mit dem Daumen unterhalb des kleinen Zehs an – etwa zwei Fingerbreit unterhalb der Grundgelenke. Massieren Sie von hier aus abwärts bis zur Fußmitte. Auf diese Weise massieren Sie das gesamte Gebiet vom kleinen bis zum zweiten Zeh (der neben dem Großzeh liegt). Tasten Sie sich im Bereich zwischen dem vierten und fünften (kleinen) Zeh noch ein Stück weiter nach unten vor (Gallenblasenzone).

Magen und Bauchspeicheldrüse

Der Wunsch, satt zu werden, und das mit Genuss, ist einer der elementarsten Antriebe und beschäftigt stark die Gedanken. So gibt es viele Wechselwirkungen zwischen Magen und Psyche, die ihn für die Reflexzonenmassage besonders gut »erreichbar« machen. Ein voller Magen fasst maximal 2,5 Liter Inhalt. Über die Speiseröhre nimmt er Nahrung aus dem Mund entgegen, wo der Speichel sie gleitfähig macht, vorverdaut und so weit wie möglich desinfiziert. Trotzdem geraten über den Mund zahllose Keime in den Körper. Er ist eine geradezu ideale Eintrittspforte, die Krankheitserregern den Weg tief in den Organismus eröffnet. Deshalb produzieren die Magendrüsen Salzsäure, die im Normalfall Keime neutralisiert. Sie ist so scharf, dass sich der Magen durch eine robuste säurebindende Schleimhaut vor der Selbstverdauung schützen muss.

Beim Sodbrennen gerät die scharfe Magensäure in die Speiseröhre und verursacht dort brennende Schmerzen. Zu fettreiches und hastig eingenommenes Essen, zu scharf gewürzte Speisen sowie zu viel Alkohol sind meist die Ursachen. Eine ärztliche Behandlung ist geboten, da die Säureattacken Krebs verursachen können.

Nach dem Essen beginnen die Verdauungssäfte des Magens mit der Aufspaltung und Zersetzung von Kohlenhydraten, Eiweißen und Fetten. Dazu bewegen sich die Magenmuskeln rhythmisch, um eine gute Durchmischung zu erreichen. Der obere Bereich des Magens kann Teile der Nahrung speichern, um sie erst allmählich weiterzugeben.

Ein »Organ mit Gefühl«

Der Magen wird traditionell mit Emotionen in Verbindung gebracht. Man tut etwas »aus dem Bauch heraus«, statt rein rational, es »schlägt etwas auf den Magen« oder man hat »Schmetterlinge im Bauch«. Gleichzeitig geht bei Kummer oder Stress der Appetit verloren, während »Liebe durch den Magen geht« und seelische Probleme auch zu Essstörungen führen können. Dafür gibt es medizinische Erklärungen: Der Magen ist mit sehr vielen Nervensträngen verbunden – beispielsweise mit denen des »Sonnengeflechts« und dem Vagusnerv, der von der Halswirbelsäule ausgehend durch den Brust- und Bauchraum zieht. Er ist nicht bloß eine mechanische

Auch der Magen ist ein Hormonorgan. Über Schleimhautdrüsen schüttet er nämlich das Hormon Gastrin aus, das die Ausscheidung der Salzsäure reguliert. Andere Drüsen sondern Verdauungsenzyme ab, die Zersetzungsprozesse der Nahrung in Gang bringen.

Verdauungsmaschine, sondern kann mit Hilfe der Nervenkanäle auf sinnliche Eindrücke und Genüsse reagieren: Schon beim Anblick einer köstlichen Mahlzeit, ihrem Duft und dem ersten Bissen setzen die Magendrüsen ihre Verdauungssäfte frei. Nur so kann es gelingen, eintreffende Nahrung sofort zu verarbeiten.

Magenleiden sind häufig die Folge von falscher Ernährung, starkem Rauchen und Alkoholmissbrauch. Ebenso spielt aber die Psyche – aus den genannten Gründen – bei ihrer Entstehung eine wichtige Rolle (siehe dazu auch Seite 93f.). Ein wünschenswertes Ziel ist es, durch die Reflexzonenbehandlung des Magens auch das Seelenleben positiv zu beeinflussen.

Bemerkenswertes Doppelorgan

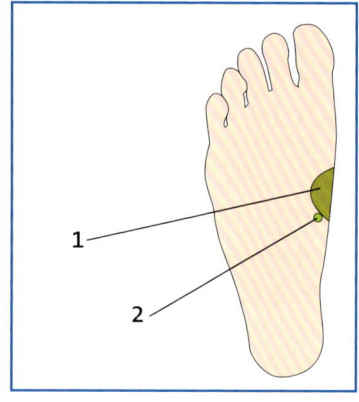

1: Magen, 2: Bauchspeicheldrüse

Es bietet sich an, die Reflexzonen für den Magen und die Bauchspeicheldrüse gemeinsam zu massieren. Im Organismus befindet sich der größte Teil der Bauchspeicheldrüse hinter dem Magen und in enger Nachbarschaft zur Leber und dem obersten Teil des Dünndarms. Dabei handelt es sich um den Zwölffingerdarm, der Magen und Darm miteinander verbindet. Die Bauchspeicheldrüse hat zwei wichtige Aufgaben: Einerseits produziert sie äußerst wirksame Verdauungssekrete. Wenn nämlich die Nahrung den Magen verlässt, ist erst die Grobarbeit der Verdauung erledigt. Enzyme der Bauchspeicheldrüse spalten kompliziert aufgebaute Nährstoffe wie z. B. Eiweiße weiter auf. Dazu wird der Verdauungssaft der Bauchspeicheldrüse in den Zwölffingerdarm geleitet.

Volkskrankheit Diabetes mellitus

Die zweite wichtige Aufgabe der Bauchspeicheldrüse ist die Regulierung des Blutzuckers (Glukose). Glukose bedeutet für den Körper pure Energie und ist für ihn der wichtigste Kraftstoff. Einen besonders hohen Glukosebedarf hat das Gehirn.

Glukose ist das chemisch am einfachsten aufgebaute Kohlen-hydrat. In vielen Nahrungsmitteln wie beispielsweise Voll-kornbrot oder Gemüse finden sich lange Kohlenhydratketten. Sie werden während der Verdauung immer mehr verkleinert, bis reine Glukose entsteht. Denn nur sie ist für den Körper verwertbar. Früchte und Honig enthalten Glukose schon in Reinform – ebenso wie Süßigkeiten, da sie eigentlich nichts als purer Zucker sind. Trotzdem ist es besser, Glukose pur nur mit Vorsicht zu genießen.

Ein heute sehr bekanntes Hormon der Bauchspeicheldrüse, das Insulin, sorgt dafür, dass Glukose aus dem Blut in die Kör-perzellen gelangt, um Energie zu spenden. Wenn wir über die Nahrung mehr Glukose erhalten als der Organismus im Augenblick benötigt, wird es in der Leber und in Muskelzellen gespeichert. Braucht der Körper irgendwann diese gespei-cherte Energie, wird sie mit Hilfe des Bauchspeicheldrüsen-hormons Glykogen erneut aktiviert.

Störungen des Insulinhaushalts können zu Diabetes mellitus (Zuckerkrankheit) führen. In den Industrienationen ist er geradezu zu einer Volkskrankheit geworden. Vorbeugend sind eine gesunde Ernährung und ausreichend Bewegung wichtig, zur Behandlung außerdem Insulinpräparate. Wenn Sie einen erhöhten Blutzuckerspiegel haben, sind ärztliche Kontrollen und eine spezielle Ernährung notwendig. Außerdem sollten Sie überprüfen lassen, ob und wie weit sich Ihr Zustand zusätzlich durch Reflexzonenmassagen normalisieren lässt.

Man unterscheidet zwischen angeborenem und erworbenem Diabetes mellitus. Beim ersten (Typ 1) wird die Bauchspeichel-drüse ganz oder teilweise zer-stört. Der zweite (Typ 2) tritt meist erst ab dem mittleren Lebensalter auf. Bei ihm produ-ziert die Drüse oft zu wenig In-sulin – oder der Körper reagiert nicht auf das Hormon.

Massage der jeweiligen Reflexzonen

☐ So finden Sie die Magenzone: Legen Sie den Finger auf der Innenseite des Fußes in die Mitte zwischen Fußspitze und Fer-senende. Seitlich betrachtet, befindet sich der Finger unter-halb der Grundgelenke von Großzeh und zweitem Zeh. Hier liegt das untere Ende der Magenzone. Fahren Sie mit dem

Zeigefinger nun fußaufwärts, bis Sie die Erhebung des Groß-zehballens spüren. Diese ist der obere Rand. Horizontal erstreckt sich die Zone wie gesagt im Bereich von Großzeh und zweitem Zeh. Die Reflexzone der fingerbreiten Bauch-speicheldrüse finden Sie unter der Magenzone. Behandeln Sie beide Zonen nacheinander von oben nach unten oder – wenn Ihnen dies bequemer erscheint – quer. Wenden Sie aber bei unangenehmen Reaktionen der besonders empfindlichen Magenzone den Entspannungsgriff an (siehe Seite 34f.).

Die Milz

Ein Nachbar des Magens ist die Milz. Während seine Zone an der Großzehseite beider Füße liegt, befindet sich die Milzzone an der Kleinzehseite des linken Fußes. Die Milz ist ein großes Lymphorgan, also ein Sammelbecken für die Lymphflüssigkeit und Schauplatz von Abwehrkämpfen gegen Krankheitserre-ger. Vor der Geburt eines Menschen spielt sie eine wichtige Rolle bei der Blutbildung. Sie kann Blut speichern, das im Augenblick nicht benötigt wird, und entsorgt überalterte Blut-zellen und anderen »Abfall« im Kreislauf. Bei Infektionen stellt die Milz emsig Abwehrzellen wie z. B. die Lymphozyten her. Obwohl sie nicht lebenswichtig ist, sollte man sie nicht unterschätzen. Ihre Arbeit zu unterstützen bedeutet, die inne-re Reinigung und Abwehrkraft des Körpers zu unterstützen.

Massage der Milzzone

Die Reflexzone der Milz liegt nur auf der linken Fußsohle und grenzt mit ihrem unteren Teil, wie der Magen, an die Mittel-linie des Fußes. Sie erstreckt sich unterhalb vom kleinen und vierten Zeh und reicht etwa bis zur Grenze des oberen Fuß-drittels. Massieren Sie sie mit der gewohnten Raupentechnik im Anschluss an die Behandlung der Magenzone.

Wir spüren die Milz, wenn wir beim Lauf zur Bushaltestelle außer Atem geraten. Wenn sie nämlich zu wenig Sauerstoff erhält, krümmt sie sich und ver-ursacht Seitenstechen.

In der Milz entstehen wichtige Antikörper. Nach dem Auftreten eines Krankheitserregers im Körper werden sie »maßge-schneidert«, um ihn in Zukunft abwehren zu können. Bei schweren Infekten schwillt die Milz stark an.

Die aufputschenden Nebennieren

Die sehr kleinen Nebennierenzonen reflektieren zwei Organe, die jeweils auf dem oberen Rand der Nieren sitzen. Die Nebennieren haben aber unmittelbar nichts mit der Nierenfunktion zu tun. Es sind Hormondrüsen, die durch ihre Botenstoffe großen Einfluss auf den Stoffwechsel, den Blutdruck und den Mineralhaushalt haben. Besonders bekannt sind ihre Adrenaline. Sie werden auch Stresshormone genannt, weil sie den Blutdruck und Herzschlag blitzschnell erhöhen können. Unter ihrem Einfluss wird das Blut aus den inneren Organen in die Muskeln gepresst, damit wir – z.B. bei Gefahren – zu schnellen und starken Reaktionen fähig sind. Dabei behilflich ist eine zweite Hormongruppe der Nebennieren – die Glukokortikoide. Sie haben eine überragende Bedeutung für unsere Leistungskraft, weil sie den Blutzuckerspiegel steuern können. Wenn wir vor einer Herausforderung stehen, erhöhen sie den Blutzucker stark – wir fühlen uns energiegeladen, können geistig und körperlich mehr vollbringen als sonst. Zu den Glukokortikoiden gehören auch Kortison und Kortisol, welche Entzündungen und allergische Reaktionen hemmen. Die Reflexzone der Nebennieren – kurz unterhalb der Fußsohlenmitte und zwischen dem zweiten und dritten Grundgelenk – sollten Sie in kurzen, sanften Auf- und Abbewegungen der Zeigefinger- oder Daumenkuppe massieren.

Die Nebennierenhormone regieren über den Biorhythmus des Menschen. Je nachdem, wann unter ihrem Einfluss der Blutzuckerspiegel oder die Körpertemperatur steigt, sind wir Früh- oder Spätaufsteher. Auch Leistungshochs und -tiefs hängen davon ab.

Die Nieren

Zu unseren wichtigsten Organen gehören die Nieren. Faustgroß sitzen sie links und rechts der unteren Wirbelsäule im hinteren Bauchraum. Die Aufgaben der Nieren sind, Schadstoffe aus dem Blut zu entfernen und für einen gesunden Wasser- und Mineralstoffhaushalt zu sorgen. Dafür besitzen die

1: Nebennieren, 2: Nieren, 3: Milz (nur links)

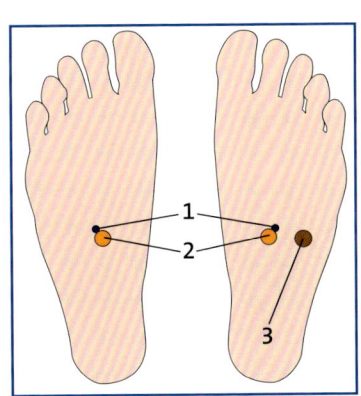

Nieren zweieinhalb Millionen so genannter Nierenkörperchen – gewissermaßen Minifilteranlagen. Nur unter dem Mikroskop sind die hauchzarten Kanäle und Kelche zu erkennen, durch die täglich 1700 Liter Blut strömen. Im ersten Schritt filtern die Nieren zehn Prozent Flüssigkeit ab, die neben Schadstoffen auch wertvolle Nährstoffe, Mineralien und Wasser enthalten – Substanzen also, die durch Magen und Darm in den Blutkreislauf gelangten.

In weiteren Ausleseprozessen wird alles, was noch verwertbar ist – das Wasser zu einem großen Teil – wieder in den Blutkreislauf zurückgeführt. Der täglich aufbereitete Restharn umfasst dann durchschnittlich nur noch 1,7 Liter. Einer gesunden Arbeit der Nieren ist es zu verdanken, dass der Körper sich nicht selbst durch Abbauprodukte der Nahrung vergiftet. Ebenso bestimmen sie, wie viel Wasser im Körper bleiben und wie viel abfließen soll, um den Körper nicht zu belasten.

Die innere Chemie muss stimmen

Die Nieren regulieren außerdem den Salzhaushalt des Körpers sowie das Gleichgewicht von Säuren und Basen. Damit sorgen sie für die Vitalität unserer Körperzellen. Die können nämlich nur arbeiten und Stoffe austauschen, wenn die innere Chemie des Körpers stimmt.

Sie fördern die Gesundheit und Arbeit der Nieren, wenn Sie viel trinken – mindestens zwei Liter am Tag, am besten Wasser, Tee und Fruchtsäfte. Trinken ist die wichtigste Vorbeugung und Therapie, wenn schmerzhafte Nierensteine die zierlichen Organe plagen. Solche Steinchen entstehen durch Stoffwechselleiden, falsche Ernährung oder einen gestörten Mineral- oder Säure-Basen-Haushalt. Viele Nierensteine verursachen keine Beschwerden. Doch manche größere geraten in den Harnleiter und können zu krampfartigen Schmerzen (Koliken) und Entzündungen führen.

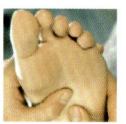

Tipp

Wir verlieren täglich etwa zweieinhalb Liter Flüssigkeit: Anderthalb Liter durch den Urin, ein Liter durch die Ausatmung und das Schwitzen. Mindestens zwei Liter sollten durch Trinken ausgeglichen werden (der Rest durch Nahrung) – und nicht erst wenn der Durst quält.

Wichtig ist es, auf einen gesunden Blutdruck zu achten, weil sowohl ein zu hoher als auch ein zu niedriger Blutdruck den Nieren schadet.

Die empfindliche Blase

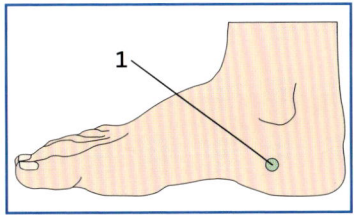

1: Blase

Am besten ist es, wenn Sie die Nierenzone gleichzeitig mit den Zonen für Harnleiter und Blase massieren. In die Harnleiter fließt der Harn, den die Nieren weitergegeben haben. Er befördert die Flüssigkeit in die Blase, die den Harn aufbewahrt, bis der Körper sich seiner entledigen kann. Wenn die Blase mit ca. 0,33 Liter Flüssigkeit gefüllt ist, meldet sie sich durch Harndrang. Brennende Schmerzen und ständiger Harndrang deuten auf eine Blasenentzündung hin. Sie sollte umgehend vom Arzt mit Antibiotika behandelt werden, weil ein gefährliches Übergreifen auf die Nieren möglich ist. Wer schon einmal von einer Blasenentzündung betroffen war, sollte stets auf warme Kleidung im Unterleibsbereich und ausreichend Flüssigkeitszufuhr achten, um Rückfällen vorzubeugen.

Massage der jeweiligen Reflexzonen

Legen Sie den Daumen etwa ins Zentrum der Fußsohle. Horizontal sollte er zwischen dem zweiten und dem dritten Zeh liegen. Die Nierenzone ist etwa so groß wie das obere Daumenglied und verläuft schräg abwärts in Richtung Fußinnenkante. Massieren Sie sie mit kreisenden Bewegungen des Daumens von oben bis unten. Wandern Sie mit dem Daumen dann einfach weiter schräg in Richtung innerer Fußkante. Auf diese Weise behandeln Sie die Harnleiter. Gehen Sie über die Fußkante hinaus und hinauf in Richtung Fersenknöchel. Etwa zwei Fingerbreit von ihm entfernt stoßen Sie auf die Blasenzone. Massieren Sie sie mit behutsamen, kreisenden Bewegungen der Daumenkuppe.

Frauen sind anfälliger für Blasenentzündungen als Männer, weil ihre Harnröhre viel kürzer ist. Die Bakterien greifen oft aufsteigend auf die Blase über, z. B. nach Benutzung unhygienischer Toiletten. Sie können aber auch absteigend aus dem Nierenbecken kommen.

63

Der Darm

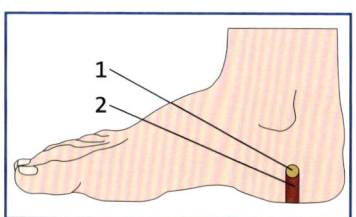

1: Mastdarm, 2: After

Mit den Reflexzonen für den Darm wird die Behandlung der Fußunterseite abgeschlossen. Der Darm ist ein erstaunliches Organ, das oft mehr über Gesundheit und Krankheit entscheidet, als wir vermuten. In ihm verläuft die abschließende Aufspaltung der Nährstoffe, so dass sie nun vom Blutkreislauf aufgenommen und zu den »hungrigen« Körperzellen gebracht werden können. Die Verdauungssäfte der Galle, der Bauchspeicheldrüse und des Dünndarms werden vom muskulösen Darmschlauch kräftig durchmischt und vorwärts befördert. Damit jedes Nahrungselement optimal umgesetzt und in den Körper abgegeben werden kann, besitzt der Darm eine enorme Arbeitsfläche. Seine faktische Länge beträgt ca. acht Meter. Die Darmwände können durch unzählige Faltungen, Ausstülpungen und Zotten sogar eine Oberfläche von über 200 Quadratmetern erreichen!

Im Verdauungsorgan leben hilfreiche Bakterien und Pilze (Darmflora). Sie helfen bei der Nahrungszersetzung und schützen uns vor schädlichen Mikroorganismen. Außerdem besitzen die Darmschleimhäute selbst eine äußerst starke Immunabwehr – Wissenschaftler schätzen, dass sich 70 Prozent der Abwehrkräfte eines Menschen im Darm befinden. Nicht zuletzt sorgen die Darmflüssigkeiten dafür, dass der Körper nicht zu säurehaltig wird.

Ein für den Menschen schädlicher Pilz ist Candida albicans. Jedoch nur, wenn er sich stark vermehrt. Bei den meisten Menschen lebt er überall im Körper, ohne zu schaden. Erst eine Schwächung des Immunsystems – die auch durch schlechte Verdauung hervorgerufen werden kann – bewirkt seine krank machende Ausbreitung.

Gefährliche Gifte

Wenn die Nahrung den Dünndarm durchlaufen hat, bleiben viele unverdauliche und unbrauchbare Nahrungsreste übrig. Sie wandern weiter in den Dickdarm. Seine wichtige Aufgabe ist es, dem Nahrungsrest Wasser zu entziehen, das der Körper noch gut gebrauchen kann. Aber auch nicht zu viel – das Endprodukt der Verdauung muss schließlich gleitfähig bleiben.

Eine zu hastige und zu einseitige Ernährung, zu viel Stress und zu wenig körperliche Bewegung stören die Arbeit des Darms. Die Folgen können nicht nur Verstopfung oder Durchfall sein. Eine schlechte Verdauung bedeutet häufig auch, dass bestimmte Stoffe nicht richtig verarbeitet und entsorgt werden. Sie faulen dann im Darm vor sich hin und setzen Gifte frei, die den gesamten Organismus belasten können. Davor schützen die richtige Auswahl der Kost und Kauen mit Genuss (siehe dazu auch Seite 93f.). Zudem helfen Reflexzonenmassagen, die dem riesigen Unterbauchorgan viele wohltuende Impulse geben.

Die Wege des Darms

Wir denken an den Darm meist nur, wenn es um »Abführung« geht. Dabei ist er das produktivste Organ des Körpers. Er stellt die Vitalstoffe zur Verfügung, die uns leben lassen. Ausladend wie ein Kraftwerk ist er auch aufgebaut: mit langen Leitungen und Röhren und vielen »Umschlagplätzen«. Seine Reflexzonen auf dem Fuß zeichnen seinen realen Weg im Körper nach.

❑ Massieren Sie zuerst die Dünndarmzone, die zentral auf dem unteren Fußsohlendrittel liegt, und zwar entweder von oben nach unten oder quer.

❑ Am Fersenrand des rechten Fußes (in einer Linie mit dem kleinen Zeh) beginnen Sie mit der Massage des aufsteigenden Dickdarms. Nahe der Fußmitte bewegen Sie den Daumen quer über die Sohle, um den querliegenden Dickdarm zu behandeln, der sich auf dem linken Fuß fortsetzt. Auf dessen Kleinzehseite folgt die Zone des absteigenden Dickdarms in Richtung Ferse. Schließlich verläuft die Dickdarmzone abermals quer über den Fuß zur Großzehseite. Sie verlässt die Fußfläche und erstreckt sich über den seitlichen Fuß bis zum After, also dem Darmausgang.

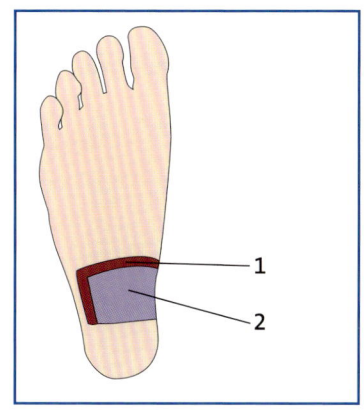

1: Dickdarm, aufsteigend (nur rechts) und quer, 2: Dünndarm

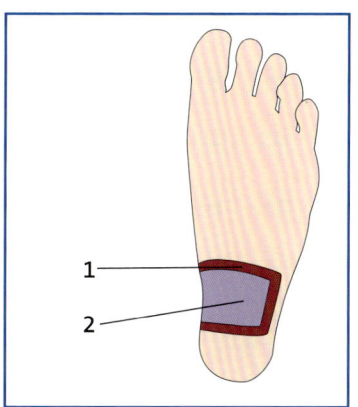

1: Dickdarm, quer und absteigend (nur links), 2: Dünndarm

Die Zonen der Geschlechtsorgane

Die Sexualhormone werden zwar in den Unterleibsorganen produziert – wann und in welcher Menge bestimmt jedoch der Kopf mit seinem Hypothalamus und der Hypophyse als steuernder Hormondrüse (siehe Seite 37ff.). Ebenso entsteht auch sexuelle Erregung nicht in den Genitalien, sondern im Gehirn.

Die Beckenorgane unterscheiden sich bei Mann und Frau bekanntlich. Die so genannten primären Geschlechtsorgane liegen bei der Frau versteckt im Körper, während sie beim Mann deutlich zum Vorschein kommen. Die großen und kleinen Schamlippen der Frau schützen die Scheide (Vagina). Sie verläuft bis zur Gebärmutter, wo einmal im Monat eine weibliche Keimzelle durch männliches Sperma befruchtet werden kann. Weibliche Keimzellen werden in den beiden Eierstöcken gebildet und dann über die Eileiter in die Gebärmutter befördert. Wenn eine Befruchtung erfolgt, nistet sich das Ei in der Gebärmutterschleimhaut ein und kann dort als Embryo zum Menschen heranreifen.

Die weibliche und die männliche Lust

Die Eierstöcke produzieren die weiblichen Geschlechtshormone wie z. B. Östrogene und Gestagene. Sie sind für die körperlichen Merkmale der Frau, ihr sexuelles Verlangen und ihre Gebärfähigkeit verantwortlich. Die männlichen Geschlechtshormone – z. B. das Testosteron – entstehen in den Hoden. Frauen besitzen – genau wie Männer – ein Körperteil, das auf sexuelle Reize besonders empfindlich reagiert, anschwellen kann und bei beiden ähnlich geformt ist: Klitoris und Penis. Im Lauf der Evolution hat sich wahrscheinlich ein sexuelles Urorgan bei den Geschlechtern verschiedenartig entwickelt – ein Grund für heutige Probleme im Bett. Während des Geschlechtsaktes sind bei Frauen neben der Klitoris andere Bereiche der Vagina stark erregbar, während der Mann von seinem Penis »abhängig« ist.

Der erigierte Penis ist dazu geschaffen, männliche Keimzellen in die weibliche Vagina zu »injizieren«. Vorher mischt die Prostata dem Samen ein Sekret bei, das ihn gleitfähiger

1: untere Lymphe, 2: Ei- bzw. Samenleiter, 3: Gebärmutter / Scheide / Eierstöcke bzw. Prostata / Penis / Hoden

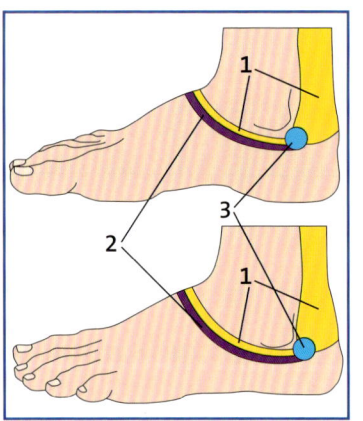

macht, nährt und vor den Abwehrzellen der Vaginalschleimhaut schützt. 100 Millionen Spermien bilden die Hoden täglich. Jedes Spermium verfügt über 23 Chromosomen, auf denen die Erbinformationen gespeichert sind, die neues Leben ermöglichen. Insgesamt braucht ein Mensch jedoch 46 Chromosomen, die für seine Reifung und sämtliche körperlichen und geistigen Eigenschaften verantwortlich sind. Da die weibliche Eizelle ebenfalls 23 Chromosomen besitzt, wird bei ihrer Verschmelzung mit einem Spermium die Zeugung perfekt.

Die Massage der Geschlechtszonen

Massieren Sie diese Zonen sanft mit der Kuppe von Daumen und Zeigefinger. Beginnen Sie bei den Reflexzonen für Eierstöcke und Hoden, die außen am Fuß unter dem Sprunggelenkknöchel sitzen, etwas versetzt zur Ferse neben der Achillessehne. Massieren Sie zunächst diesen Bereich mit kreisenden Bewegungen, bevor Sie weiter über die Reflexzonen von Eileiter (bei Frauen) und Samenleiter (bei Männern) gehen. Diese Zonen liegen auf dem Fußrücken. Sie verbinden wie ein Fußkettchen den vorher massierten Bereich unterhalb des äußeren Fersenknöchels mit dem genau gegenüber liegenden Bereich unterhalb des inneren Knöchels. Er umfasst die Reflexzonen für Gebärmutter und Scheide (bei Frauen) sowie Penis und Prostata (bei Männern).

Wenn Sie in großzügigen Streichungen den Verbindungsstreifen zwischen den Knöcheln massieren, behandeln Sie gleichzeitig auch einen Teil der Reflexzonen für die unteren Lymphbahnen des Körpers. Diese bilden nämlich einen Streifen genau oberhalb der Zonen für Eileiter / Samenleiter. Es handelt sich hierbei also um einen symmetrischen Doppelstreifen. Wenn Sie unterhalb des inneren Fersenknöchels ankommen, massieren Sie wiederum behutsam die hier liegenden Geschlechtszonen.

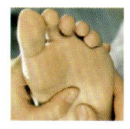

Tipp

Sie können die Massage der Geschlechtszonen fortsetzen, indem Sie eine Handfläche an den inneren, die andere an den äußeren Sprunggelenkknöchel legen. Streichen Sie mit den Handflächen nun hinauf bis etwa zur Hälfte des Unterschenkels. Gleiten Sie dann wieder hinab, und wiederholen Sie die Übung mehrere Male. Auf diese Weise behandeln Sie die noch fehlenden Teile der Reflexzonen für die unteren Lymphbahnen.

Reflexzonenmassage als Therapie

Sie können Reflexzonen-
massagen jederzeit anwen-
den, wenn Sie die Gegen-
anzeigen auf Seite 29
beachten und bei hart-
näckigen oder starken Leiden nicht den Gang zum
Arzt versäumen.
Fußreflexzonenmassagen
sind besonders geeignet,
um Symptome wie Übel-
keit und Schmerzen zu
lindern. Auch bei chroni-
schen Krankheiten haben
sie sich bewährt. Bei Verletzungen sollten Sie hingegen keine Reflexzonen-
massage durchführen,
sondern sofort zum Arzt
gehen.

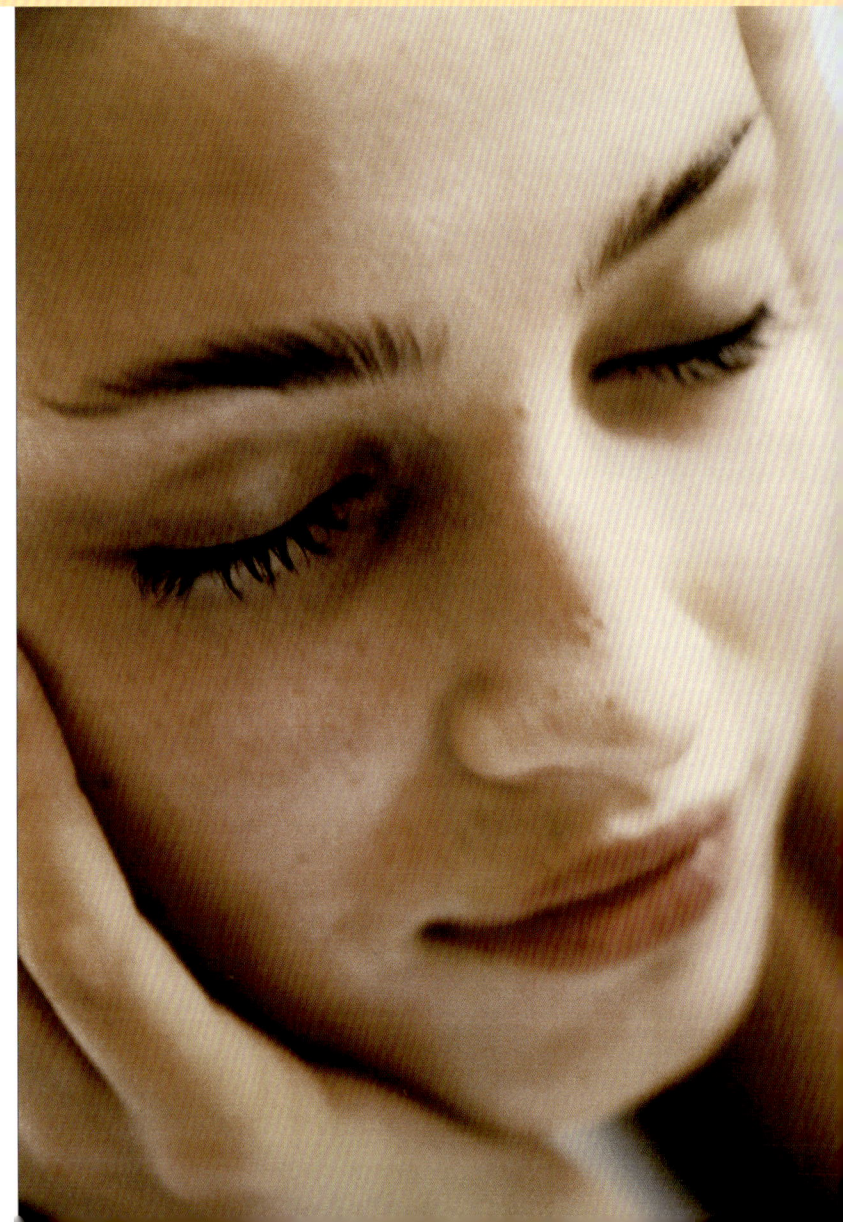

Beschwerden von A bis Z

Allergien

20 Prozent der Deutschen gaben in Umfragen an, an Allergien zu leiden. Dieser Krankheitsbegriff umfasst Ekzeme der Haut, Durchfall oder Erstickungsanfälle (Asthma bronchiale) ebenso wie Heuschnupfen und Bindehautentzündungen. Nicht die Symptome, sondern die Ursache sind der gemeinsame Nenner: Bei einer Allergie löst das Immunsystem einen Abwehrkampf im Körper aus, obwohl es dafür keinen Anlass gibt. Harmlose Stoffe aus der Nahrung oder der Luft werden von Abwehrzellen fälschlich als Feinde eingestuft. Er reagiert mit Entzündungen und Schwellungen der Schleimhäute und anderen, oft sehr qualvollen Symptomen. Wer unter einer Allergie leidet, sollte unbedingt ausprobieren, ob Reflexzonenmassagen helfen können. Die Behandlung passt besonders gut zu den Merkmalen der Krankheit.

Seien Sie nicht zu ungeduldig. Wenn Sie während jeder Behandlung denken: »Wirkt es jetzt endlich?«, fällt auch die Massage meist oberflächlich aus. Es gibt jedoch auch Patienten (etwa fünf Prozent), für die Reflexzonenmassagen nicht das Richtige sind.

Wozu Entzündungen dienen

Entzündungen sind an sich keine Krankheit, sondern vom Körper als heilsame Reaktion auf Krankheitserreger gedacht. Bei der Entzündung schwillt das Gewebe an und wird heiß, damit Immunsubstanzen austreten und den Erreger bekämpfen können – vor allem weiße Blutkörperchen. Zum Teil entzündet der Körper Gewebe auch, um es – weil es infiziert ist – abzutöten. Diese Abwehrschlachten haben natürlich ihren Preis: Die Betroffenen fühlen sich abgeschlagen, haben Schmerzen und weitere Beschwerden. Allergiker müssen diese Belastungen völlig sinnlos ertragen. Ihr Immunsystem will sie gegen Blütenpollen, Nüsse, Milch, Hausstaubmilben oder gar das Sonnenlicht verteidigen. Es gibt fast keinen Stoff, gegen den man nicht allergisch werden kann. Die Allergie auslösen-

In den meisten Fällen spürt man schnell, ob die Behandlungen helfen. Trotzdem sind deutliche Resultate oft erst nach mehreren Wochen regelmäßiger Massagesitzungen zu erwarten.

den Stoffe nennt man Allergene. Warum der Körper allergisch reagiert, ist immer noch nicht restlos geklärt. Eine Zeit lang glaubten Forscher, die Umweltverschmutzung reize das Immunsystem zu sehr und bringe es durcheinander. Studien belegten jedoch, dass Kinder in ländlichen Gebieten mit relativ intakter Umwelt häufiger an Allergien erkranken als Großstadtkinder.

Zu viel Sauberkeit schadet

Wahrscheinlich verwirrt die große Menge chemisch hergestellter Stoffe in Nahrung, Luft, Kleidung, kosmetischen Artikeln usw. das Immunsystem. Zudem steht jedoch eine andere Ursache für Allergien inzwischen fest: übertriebene Hygiene. Antibakterielle Reiniger, ständiges Händewaschen und Fußböden, »von denen man essen kann«, wehren in den westlichen Wohlstandsnationen keine Krankheiten mehr ab. Im Gegenteil: Weil die Umwelt so sauber ist, verlernt das Immunsystem den Umgang mit Mikroben und Fremdstoffen und kann deshalb auch nicht mehr richtig bestimmen, welche bekämpft und welche in Ruhe gelassen werden sollten. Besonders das Immunsystem von Kindern braucht Training, um sich zu entwickeln. Sie sind sehr anfällig für Allergien, wenn auch ein oder beide Elternteile unter der Krankheit leiden. Ist ein Elternteil allergisch, liegt die Wahrscheinlichkeit, dass das Kind erkrankt, bei 30 Prozent. Sind beide Eltern betroffen, erkrankt in der Hälfte aller Fälle auch das Kind.

Allgemeine Maßnahmen

Um sich und die Familie möglichst vor Allergien zu schützen, sollten Sie mit Reinigungsmitteln aller Art sparsam umgehen und keine zu scharfen oder antibakteriellen Produkte benutzen. Mehrmaliges Duschen am Tag und häufiges Händewaschen sind – wenn kein konkreter Grund vorliegt – schäd-

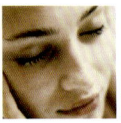

Tipp

Rat und Beistand bei Allergien gibt Ihnen u. a. auch der Deutsche Allergie- und Asthmabund e. V. in Mönchengladbach. Im Internet finden Sie den Verein unter: www.daab.de.

lich. Bei hartnäckigen Beschwerden im Nasen-Rachen-Raum, rätselhaften Ausschlägen und Ekzemen auf der Haut oder Unverträglichkeiten von Lebensmitteln sollte beim Arzt ein Allergietest gemacht werden. Dann kann man dem Allergen so weit wie möglich aus dem Weg gehen. Allergiker sollten sich allerdings nicht von der Außenwelt zurückziehen. Auch für Menschen, die unter Bronchialasthma leiden, ist z. B. Sport unter ärztlicher Kontrolle wichtig, um die Lungen zu stärken.

Hyposensibilisierung

Zu den schlimmsten Formen der Allergie gehören quälend juckende Hautpusteln (Neurodermitis) und Erstickungsanfälle mit Todesangst (Bronchialasthma). Extrem heftige Reaktionen auf ein Allergen können zum Tod führen (anaphylaktischer Schock). Zum Glück gibt es Medikamente, die unangenehme Symptome lindern und gefährliche Folgen verhindern. In schweren Fällen bezahlen die Krankenkassen die so genannte Hyposensibilisierung: Dem Patienten werden über mehrere Jahre erst minimale, dann immer höhere Dosen des Allergens verabreicht. Der Körper soll sich auf diese Weise an den krank machenden Stoff gewöhnen. Nebenwirkungen sind bei der Methode allerdings nicht selten.

Die Reflexzonenbehandlung

Reflexzonenmassage ist auch eine Art Hyposensibilisierung: eine Technik, die den Körper gezielt Eindrücken aussetzt, die ihn anregen, sich selbst zu helfen. Darin ähnelt sie sehr der Akupunktur und kann genau wie diese altchinesische Therapie bei Allergien für positive Überraschungen sorgen.
☐ Im Vordergrund bei der Reflexzonenbehandlung gegen Allergien stehen Organe, die mit der nervlichen und hormonellen Steuerung des Körpers, seiner Immunkraft und Säuberung zu tun haben.

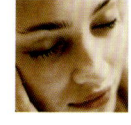

Tipp

Beim Arzt kann durch Tests festgestellt werden, ob und gegen welche Stoffe eine Allergie besteht. Sie sollten dann – z. B. durch Nahrungsumstellung – gemieden werden. Ratsam ist es, einen Arzt aufzusuchen, der sich aufgrund seiner Ausbildung Allergologe nennen darf.

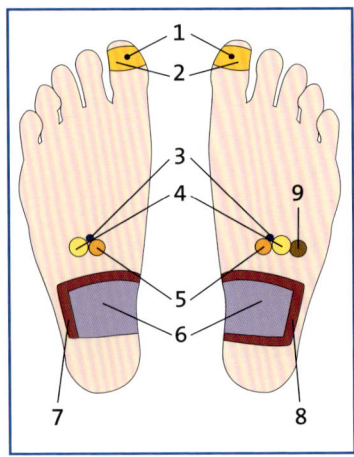

1: Hypophyse, 2: Gehirn, 3: Nebennieren, 4: Nieren, 5: Solarplexus,
6: Dünndarm, 7: Dickdarm, aufsteigend (nur rechts) und quer,
8: Dickdarm, quer und absteigend
(nur links), 9: Milz (nur links)

1: Nasen-Rachen-Raum, 2: obere
Lymphe, 3: untere Lymphe

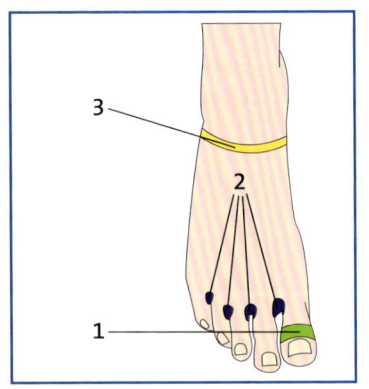

☐ Massieren Sie zuerst die Gehirn- und Hypophysenzone auf der inneren Großzehe. Speziell bei Asthma bronchiale und Heuschnupfen sollten auch die Nasen- und Rachenzonen behandelt werden, anschließend die Lymph- und Milzzonen zwischen den Zehen und im Mittelfußbereich. Die Hormone der Nebennieren üben einen hemmenden Einfluss auf Entzündungen und Immunreaktionen aus. Deshalb sollten Sie auch die Nebennierenzone zwischen zweitem und drittem Mittelknochen behandeln und schließlich die benachbarte Nierenzone und die Darmzonen. Üben Sie zum Abschluss behutsamen Druck auf die Zone des Solarplexus im Zentrum der Fußsohle aus. Hiermit sollen ein beruhigender Effekt auf die vegetativen Funktionen des Nervensystems ausgelöst und überschießende Immunfunktionen gedämpft werden.

☐ Wenden Sie die Reflexzonenmassage nicht bei einem akuten allergischen Anfall an, weil sie die Symptome anfangs verschlimmern kann.

Augen- und Ohrenleiden

Augen und Ohren sind keine mechanischen Apparate, sondern von sensiblen nervlichen Vorgängen und der seelischen und körperlichen Verfassung ihres Besitzers abhängig. Deshalb sind sie durch Reflexzonenmassagen gut erreichbar.

Augenprobleme

Eine gute Sehkraft kann besser erhalten werden, wenn man einige Regeln berücksichtig, denen dieses Sinnesorgan unterliegt. Die Kunst des Auges besteht darin, sich auf Helligkeit und Dämmerlicht, auf Nähe und Ferne einzustellen. Durch die Scharfeinstellung von Hornhaut und Linse entstehen auf der Netzhaut genau die Nervenimpulse, die das Gehirn braucht, um ein deutliches Bild anzufertigen.

Den Vorgang der Scharfeinstellung nennen Wissenschaftler Akkommodation. Die Augenmuskulatur verändert dabei die Form der Linse, damit sich das Licht auf der Netzhaut richtig bricht. Wenn jedoch der Augapfel zu länglich und flach ist, bündeln sich die Lichtstrahlen schon vor der Netzhaut – dies bedeutet Kurzsichtigkeit. Ist sie zu kurz und gedrungen, bündeln sie sich hinter ihr – dann leiden die Betroffenen unter Weitsichtigkeit. Sowohl in dem einen als auch in dem anderen Fall verschreiben Augenärzte Brillen. Dies sei oft nicht nötig, behaupten alternative Augenheilkundler. Ihr Vorreiter war der amerikanische Augenarzt William Bates, der u. a. behauptete, dass der Augapfel seine Form verändern könne – und deshalb niemand ewig kurz- oder weitsichtig sein müsse. Augentraining, bei dem die Muskulatur und Akkommodation gezielt geschult werden, könne die Brille oft überflüssig machen. Viele Menschen mit Sehfehlern berichten über Erfolge mit der Methode. Auch die chinesische Heilkunde ist überzeugt von gymnastischen und massierenden Techniken für ein besseres Augenlicht. Und in der Tat können die Funktionen jedes Organs durch Training gestärkt werden.

Mangelhafte Durchblutung und Verkrampfungen der Augenmuskulatur stören die Scharfeinstellung. Dagegen hilft neben vielseitiger Beanspruchung auch Entspanntheit. Möglichst oft sollte man die Arbeit unterbrechen, die Augen schließen und sie mit gebogenen Handflächen zusätzlich abdunkeln.

Der Sehvorgang findet vor allem im Gehirn statt. Bei Stress und Überlastung wird der Blick unschärfer, da das Gehirn zu sehr mit anderen Dingen beschäftigt ist.

Ohrprobleme

Manche Menschen sehen oder hören zeitweilig schlecht, weil sie es unbewusst nicht wollen. Sie schieben die Probleme regelrecht zwischen sich und die Außenwelt – es interessiert

Wie jedes andere Körperteil verträgt auch das Auge keine einseitige Beanspruchung. Wer auf einen Computerbildschirm blickt, sollte in regelmäßigen Abständen andere Dinge im Raum fixieren und auch möglichst oft aus dem Fenster in die Ferne blicken. Besonders anstrengend für den Augenmuskel ist die Betrachtung von Dingen innerhalb eines Sechs-Meter-Abstands.

Bei Dunkelheit sind andere Sinneszellen für das Sehen zuständig als tagsüber. Sie werden Stäbchenzellen genannt und brauchen einen Stoff – den Sehpurpur – für ihre Arbeit. Dieser Stoff muss ständig neu aufgebaut werden, damit wir nicht nachtblind werden.

nicht mehr, was »draußen« passiert. Auf funktionale Weise kann man die Ohren trainieren, indem man Fernseher, Radio oder Stereoanlage leiser stellt. Nach kurzer Zeit gewöhnt sich das Ohr an schwächere Schallwellen. Der Hörgenuss ist dann bei leisen Klängen fast genauso wie bei lauteren. Und das Organ dankt, wenn es nicht zu mächtig beschallt wird.

Die Blutgefäße der Ohren sitzen äußerlich am Körper und sind sehr zart – das macht sie störanfällig. Beim berüchtigten Hörsturz verengen sich die Äderchen und blockieren die Blutversorgung: Es kommt zum »Ohrinfarkt«. Eine schnelle ärztliche Behandlung (spätens nach zwölf Stunden) verhindert bleibende Schäden.

Zur Vorbeugung und Behandlung der beschriebenen Hörleiden taugen Reflexzonenmassagen hervorragend. Natürlich muss aber bei Hör- und Sehproblemen sofort ein Facharzt aufgesucht werden, um ernste Schäden zu verhindern.

Ein anderes, weit verbreitetes Hörproblem ist der Tinnitus: ein ständiges Surren oder andere Geräusche im Ohr, die viele Betroffene in Verzweiflung stürzen. Die Ursachen sind noch nicht ganz geklärt und haben wahrscheinlich mit fehlerhaften Nervenimpulsen zu tun.

Massage für besseres Sehen und Hören

☐ Behandeln Sie zuerst die Gehirnzone auf dem obersten inneren Großzehglied.

☐ Massieren Sie dann der Reihe nach die anderen vier Zehen vom mittleren Glied bis zu den Grundgelenken. Vielen fällt es leichter, die Zehen im Zangengriff mit Daumen und Zeigefinger zu massieren, anstatt nur den Daumen zu benutzen.

☐ Massieren Sie danach noch einmal die Gehirnzone.

☐ Zur Vorbeugung oder Behandlung von Seh- und Hörproblemen ist es außerdem ratsam, die Herz- und Atemzonen auf der oberen Fußsohle sowie die Zone der Nebennieren zu massieren. Die zugehörigen Organe steuern die Durchblutung und den Energieaustausch, welche direkten Einfluss auf die Leistung der Sinnesorgane haben.

☐ Die Solarplexuszone im Zentrum der Fußsohle sollte auch diesmal zum Abschluss behandelt werden.

1: Gehirn, 2: Herz, 3: Lunge / Bronchien, 4: Nebennieren, 5: Solarplexus

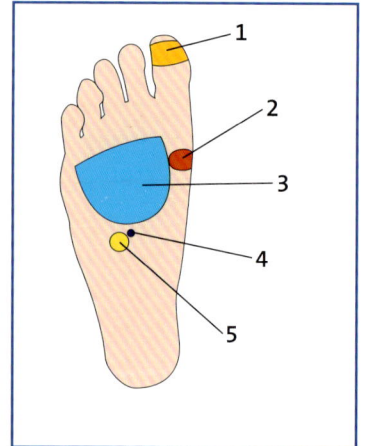

Durchblutungsstörungen

Mit Fußreflexzonenmassagen tragen Sie zu einer gesunden Durchblutung bei und beugen damit dem Herzinfarkt vor. Die Reflexzonenbehandlung zielt vor allem darauf ab, eine ruhige Herztätigkeit zu fördern und Bluthochdruck zu vermeiden. Der Blutdruck ist die Kraft, mit der das Blut durch die Adern des Körpers fließt. Mediziner unterscheiden zwei Werte: den systolischen – er bezeichnet den Druck in den Arterien, wenn das Herz sich zusammenzieht, um Blut in den Körper zu pumpen – und den diastolischen – er wird gemessen, wenn sich der Herzmuskel nach der Pumparbeit entspannt und ist deshalb niedriger als der systolische. Die Werte gelten bei ca. 130 zu 85 als normal, bei 120 zu 80 als optimal.

Zu hoher Blutdruck ist gefährlich, weil er Verletzungen und Wucherungen der Arterien begünstigt. Dies wiederum ist eine Ursache für Arterienverkalkungen und -verengungen. Die Arterien büßen Elastizität ein, lebenswichtiger Sauerstoff und Nährstoffe gelangen schwieriger zu den Zellen. In verengten Adern bilden sich leicht Blutklümpchen, die die Blutbahn verstopfen (Thrombose) oder mit dem Blutfluss durch den Kreislauf wandern. Dann besteht die Gefahr, dass sie lebenswichtige Gefäße in Herz oder Gehirn verschließen (Infarkt).

So halten Sie Ihr Herz gesund

☐ Achten Sie auf eine vielseitige Ernährung, die mehr auf Gemüse, Obst, Vollkorn und Fisch als auf Fleisch und Süßem basiert.

☐ Vermeiden Sie Übergewicht.

☐ Bewegen Sie sich ausreichend, z. B. durch regelmäßige, lange Spaziergänge oder maßvollen Sport.

☐ Schränken Sie das Rauchen und den Alkoholkonsum ein.

☐ Vermeiden Sie negativen Stress (Disstress), Ärger und Wut.

Wenn Sie sich körperlich viel bewegen, tun Sie Ihren Blutbahnen doppelt Gutes: Herz und Kreislauf werden trainiert, mit geringerem Blutdruck auszukommen, und der Fettstoff Cholesterin wird vermehrt abgebaut. Damit sinkt die Gefahr, dass er sich an den Gefäßwänden absetzt.

Es gibt zwei Arten von Stress: Beim Disstress überwiegt der Aufwand den Nutzen, und auf eine Leistung erfolgt keine Befriedigung. Dagegen ist Eustress eine positive Form der Anspannung, die hilft, eine Herausforderung gut zu meistern.

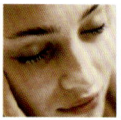

Tipp

Der Blutdruck sollte mehrmals gemessen werden, um
beurteilen zu können, ob er
normal ist. Bei einer einzelnen Messung können die
Werte aus Zufall unge-
wöhnlich hoch oder niedrig
sein – z. B. weil man aufgeregt oder erschöpft ist.

Der letzte Punkt hat Studien zufolge eine sehr große Bedeutung bei der Abwehr von Herz-Kreislauf-Leiden und verleiht
damit der Reflexzonenmassage großes Gewicht. Sie ist ein
ideales Mittel, um Alltagsärger zu vergessen, abzuschalten und
sich auf anderes als berufliche Pflichten zu besinnen. Negati-
ver Stress entsteht, wenn wir unsere Leistungsgrenzen erreichen und enorme Kräfte und Reserven mobilisieren müssen,
um eine Tätigkeit zu Ende zu führen. Die »Stresshormone«
der Nebenniere verengen dann die Arterien, sorgen für einen
schnelleren Herzschlag und hohen Blutdruck. Dieser Alarm-
zustand des Körpers ist, wenn er häufig oder über einen langen Zeitraum ausgelöst wird, für den gesamten Organismus
ungesund. Er hemmt auch die Immunabwehr.

Der Erfolg lässt sich messen

Wer regelmäßig Reflexzonenmassagen macht, wird in Kon-
fliktsituationen ruhiger reagieren und sich seltener über sich
und andere aufregen. All dies fördert einen gesunden Blutdruck. Lassen Sie vor den Reflexzonenbehandlungen Ihren
Blutdruck messen, um zu wissen, ob er normal, zu hoch oder
zu niedrig ist. Besprechen Sie mit Ihrem Arzt die Situation –
sehr hohe Werte können medizinische Maßnahmen notwendig
machen. Ein zu niedriger Blutdruck stellt in der Regel keine
unmittelbare Gefahr dar. Er kann aber mit Müdigkeit und
Schwindelgefühlen einhergehen. Im schlimmsten Fall kommt
es zu Ohnmachten mit Sturzgefahr.
Wenn Ihr Blutdruck zu hoch oder zu niedrig ist, sollten Sie
regelmäßig testen, ob Reflexzonenbehandlungen die Werte
verbessern. Brechen Sie die Behandlung ab, wenn sich die
Situation verschlechtern sollte. Dies passiert im Allgemeinen
aber nicht. Die Massagen haben eine direkte, wohltuende
Wirkung auf den Kreislauf – das merken Sie schon, weil Ihre
Füße dabei wegen der besseren Durchblutung wärmer wer-

den. Meistens spüren Patienten während der Behandlung regelrecht, wie ruhig das Blut durch ihre Adern fließt, und wie entspannt und leicht ihr Herz schlägt. Dabei schöpft es Kraft für seine Anforderungen im Alltag. Neben der Reflexzonenmassage sollten Sie sich natürlich an die oben genannten ärztlichen Empfehlungen halten, um einen gesunden Blutdruck zu bewahren oder zu erreichen.

Erkältungen

Der Organismus besitzt zwar ein hochgerüstetes Abwehrsystem, er kann sich aber nur bedingt vor schädlichen Einflüssen schützen. Wenn sie zu mächtig werden, erkrankt der Körper. Das wissen wir – und gehen deshalb im Winter nicht halbnackt auf die Straße (wegen drohender Erkältung), essen nicht nur unsere Lieblingsspeisen (um keine Verdauungsbeschwerden zu bekommen) und bemühen uns um Hygiene (aus Angst vor Infektionen). Unsere persönlichen Maßnahmen reichen jedoch oft nicht aus, und dann befallen uns Schnupfen, Magen-Darm-Infekte, Grippen oder Schlimmeres.

Das Immunsystem trainieren

Sie werden umso seltener krank und überstehen Beschwerden leichter, wenn Sie Ihr Immunsystem pflegen und trainieren. Dies gelingt durch die gezielte Förderung von körperlichen Funktionen. Wer sich regelmäßig bewegt, baut wissenschaftlichen Studien zufolge nicht nur Muskel-, sondern auch Abwehrkraft auf. So sollen laut Wissenschaftlern die Killerzellen trainierter Menschen viermal mehr Krankheitserreger vernichten können als diejenigen untrainierter.

Immunkraft und Psyche hängen eng zusammen. So weiß man, dass die Menge der T-Helfer-Abwehrzellen im Blut steigt, wenn Patienten sich im positiven Denken üben und sich z. B.

Gefährlicher als der grippale Infekt (Erkältung) ist die Virusgrippe Influenza. Sie kommt mit plötzlichen schweren Symptomen wie hohem Fieber und starken Gliederschmerzen. Wegen eventuell lebensgefährlicher Folgen (z. B. Lungen- und Herzmuskelentzündung) sollten Sie sofort zum Arzt gehen. Impfungen sind möglich.

einfach nur vorstellen, wie überlegen ihr Abwehrsystem ist. Vom grippalen Infekt bis zur schweren Krankheit – wer eine Behandlung psychisch unterstützt, hat größere Chancen, gesund zu werden.

Durch regelmäßige Fußreflexzonenmassagen beugen Sie latenter Immunschwäche vor, die eine erhöhte Anfälligkeit für Erkältungen und Magen-Darm-Leiden, aber auch für schwere Erkrankungen mit sich bringen kann. Nicht selten sind Pilze im Körper Schuld an den Symptomen. Fast jeder Mensch trägt z. B. Candida-albicans-Pilze in sich, die nur gefährlich werden, wenn das Immunsystem zu schwach ist, um ihrer rapiden Vermehrung zu begegnen. Dann können sie Haut- und Stoffwechselprobleme, Entzündungen, chronische Antriebslosigkeit und vieles mehr auslösen.

Die Reflexzonenbehandlung fördert die Abwehrkräfte. Wenn Sie sich in der kalten Jahreszeit z. B. besser vor einem grippalen Infekt schützen wollen, sollten Sie am besten vor dem Verlassen des Hauses und nach der Rückkehr Reflexzonenmassagen durchführen. Sie regen dadurch die Organfunktionen und das Immunsystem an, sich optimal gegen Viren zu wehren. Die gesamte Durchblutung des Körpers und der Lymphfluss verbessern sich, Abwehrzellen haben mehr Kraft im Kampf mit dem Gegner.

Reflexzonenmassage bei Erkältungen

□ Beginnen Sie mit der Massage von Kopf- und Hypophysenzone. Alle Vorgänge im Körper hängen mit ihnen zusammen.

□ Massieren Sie danach die Zone für den Nasen-Rachen-Raum auf der Oberseite des obersten Großzehglieds.

□ Widmen Sie sich als nächstes den vier anderen Zehen, und massieren Sie sie am besten von oben bis unten durch. Sie können diese auch zwischen Daumen und Zeigefinger nehmen und »durchrubbeln«. Auf den obersten Gliedern – und

Wenn Sie bereits an einer Erkältung erkrankt sind, die mit hohem Fieber einhergeht, sollten Sie keine Fußreflexzonenmassagen durchführen, da sich die Symptome vorübergehend verstärken können.

1: Nasen-Rachen-Raum, 2: obere Lymphe, 3: untere Lymphe

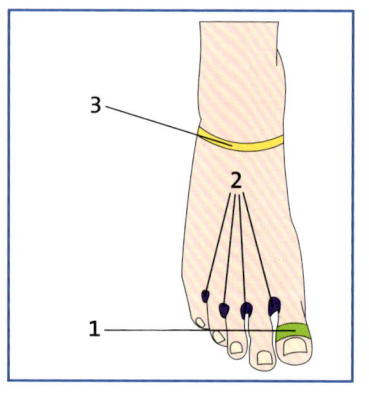

zwar auf beiden Seiten – erstrecken sich die Reflexzonen der Nebenhöhlen, die bei Erkältungen zu schmerzhaften und gefährlichen Entzündungen neigen. Massieren Sie ruhig auch die Augen- und Ohrenzonen auf den unteren Zehengliedern mit, da die Sinnesorgane bei Erkältungen oft in Mitleidenschaft gezogen werden.

□ Behandeln Sie die Zwischenräume der Zehen, wo sich die Zonen für wichtige Immun- und Abfallbeseitigungssysteme des Körpers befinden: die Lymphe.

□ Stärken Sie Lunge und Bronchien durch die Massage der entsprechenden Zone, die einen großen Teil der Fußsohle zwischen Zehengrundgelenken und Fußmitte einnimmt. Massieren Sie auch die entgiftende und immunisierende Leber.

□ Im mittleren Fußbereich sollte auch das größte Lymphorgan, die Milz, bedacht werden, ebenso wie die Zonen der entgiftenden Nieren.

□ Zum Abschluss folgt die Behandlung der Darmzonen und der unteren Lymphzonen auf Fußrücken und Unterschenkel.

1: Nebenhöhlen, 2: Hypophyse, 3: Gehirn, 4: Augen, 5: Ohren, 6: obere Lymphe, 7: Lunge / Bronchien, 8: Leber (nur rechts), 9: Milz (nur links), 10: Nieren, 11: Dünndarm, 12: Dickdarm, aufsteigend (nur rechts) und quer, 13: Dickdarm, quer und absteigend (nur links)

Frauenleiden

Da Frauen gebärfähig sind, ist ihr Hormonhaushalt komplizierter als der männliche. Denn die Hormone steuern die monatliche Produktion und Abstoßung einer Eizelle. Oder sie regeln nach einer Befruchtung die Schwangerschaft. Jeden Monat kommt es also zu starken Veränderungen im weiblichen Körper und damit auch in vielen Fällen zu einer erhöhten Anfälligkeit für Beschwerden.

Dasselbe gilt für die Wechseljahre, mit denen etwa ab dem 45. Lebensjahr zu rechnen ist. Hier ist das Schwinden der weiblichen Gebärfähigkeit mit hormonellen Umstellungen und nicht selten mit unangenehmen Symptomen verbunden: Herzrasen, Hitzewallungen, Kopf- und Bauchschmerzen,

Schon minimale Mengen eines Hormons im Blut können in Körper und Psyche gewaltige Veränderungen bewirken. Deshalb sind die Erforschung des Hormonsystems und die Hormontherapie ein äußerst schwieriges Feld.

Abgeschlagenheit, Schlaflosigkeit oder Depressionen. Die stetig geringer werdende Produktion des Geschlechtshormons Östrogen führt zu Abstimmungsschwierigkeiten körperlicher Funktionen. Die Hirnanhangsdrüse versucht zu Beginn der Wechseljahre z. B., der nachlassenden Hormonproduktion der Eierstöcke entgegenzuwirken. Ihre hohe Aktivität sorgt für nervliche Unruhe, die Hitzewallungen auslösen kann.

»Regel«-mäßige Beschwerden

Bauchschmerzen vor und während der Menstruation hängen oft damit zusammen, dass sich die Gebärmutter während der Schleimhautabstoßung verkrampft. Beim so genannten prämenstruellen Syndrom (PMS) kommen vor der Regelblutung weitere Beschwerden hinzu: depressive Verstimmungen, Verdauungsbeschwerden, geschwollene Brüste, Kopfweh oder Wassereinlagerungen. Als Ursachen werden Störungen im Hormon- und Mineralhaushalt vermutet. Doch auch seelische Probleme sind nicht selten verantwortlich. In jedem Fall sollten Beschwerden vor und während der Regel ärztlich untersucht werden – schon deshalb, weil sie Symptome ernster organischer Krankheiten sein können.

Sanfte Hilfe

Lassen sich für Regel- und Wechseljahrebeschwerden keine organischen Ursachen feststellen, gibt es verschiedene Möglichkeiten der sanften Therapie: z. B. Gaben von entkrampfendem Magnesium oder den beruhigenden B-Vitaminen, entwässernde Tees, Bewegungstherapien, Entspannungsübungen, Akupunktur und Massagen. Auch regelmäßige Bewegung, Spaziergänge und Sport sind wichtig, weil sie den Hormonhaushalt harmonisieren und zu den besten natürlichen Mitteln gegen Stimmungstiefs zählen. Bei sehr starken Beschwerden sollte über die vorübergehende Einnahme von Medikamenten

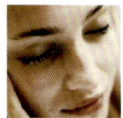

Info

Besonders die Vitamine B1 und B6 sind wahre Nervennahrung; außerdem sind sie wichtig für den Stoffwechsel, die Gewebehormone und den Aufbau roter Blutkörperchen. Bei Stress und Anspannung ist der Körper oft unterversorgt. Die Vitamine kommen vor allem in Bananen, Nüssen, Soja, Vollkorn oder Seefisch vor.

nachgedacht werden. Schonender als chemisch hergestellte Präparate, aber trotzdem sehr wirksam, ist das pflanzliche Naturheilmittel Traubensilberkerze. Vermutet der Arzt einen seelischen Hintergrund, bezahlen die Krankenkassen der Patientin auch eine Psychotherapie.

Reflexzonenmassage bei Frauenleiden

☐ Die Behandlung beginnt mit der Massage der Gehirnzonen auf der Großzehkuppe. Denn durch das Gehirn werden körperliche Vorgänge gesteuert und Symptome wahrgenommen. Setzen Sie den Daumen am Rand des obersten Zehenglieds

Japanerinnen leiden viel seltener unter Wechseljahrebeschwerden als europäische Frauen, weil sie viele Sojaprodukte essen. Diese besitzen östrogenähnliche Substanzen und scheinen auch Brustkrebs vorbeugen zu können.

Entspannung und Massage gehören zu den besten sanften Mitteln gegen Regelbeschwerden oder Unwohlsein in den Wechseljahren. Die Reflexzonenmassage kann hier sehr gut helfen. Ihr Einfluss auf das Nervensystem, die Hormone und Organe hat einen erleichternden und heilsamen Effekt.

Hormontherapie oder nicht?

Da die Verminderung von Geschlechtshormonen während der Wechseljahre Probleme bereiten kann, liegt der Gedanke nahe, sie künstlich – in Pillenform – zuzuführen. Die moderne Medizin hat diesen Gedanken längst in die Tat umgesetzt – Millionen Frauen schlucken künstlich gewonnene Hormone. Vielen tut diese Therapie gut. Nebenwirkungen der Wechseljahre können ausgeschaltet und die Vorteile des Hormons Östrogen weiter genutzt werden: Es besitzt eine schützende Funktion gegen Arterienverkalkung, fördert die Knochendichte, sorgt für ein glatteres Hautbild. Doch es gibt eine Schattenseite: Die Einnahme von Östrogenen erhöht das Brustkrebsrisiko. Deshalb werden Östrogene in Medikamenten stets mit Gestagenen kombiniert, die schädlichen Folgen entgegenwirken. Trotzdem gibt es Wissenschaftler, die zur Vorsicht mahnen. Fest steht: Hormongaben kommen nur infrage, wenn andere Methoden versagen. Dann sollte mit Arzt oder Ärztin beraten werden, welches Vorgehen aufgrund persönlicher Risikofaktoren richtig ist. Gab es beispielsweise in der Familie viele Herz-Kreislauf-Erkrankungen, liegt eine Hormonbehandlung nahe.

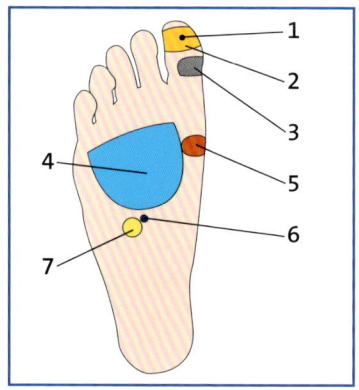

1: Hypophyse, 2: Gehirn, 3: Schilddrüse, 4: Lunge / Bronchien, 5: Herz, 6: Nebennieren, 7: Solarplexus

an, und ziehen Sie Kreise, die nach innen hin immer kleiner werden. Ganz zum Schluss, am Mittelpunkt der Reflexzone, kreisen Sie mehrmals über der Hypophysenzone.

☐ Behandeln Sie auch die Reflexzone der Schilddrüse auf dem unteren Zehenglied.

☐ Bei Nervosität und Hitzewallungen ist auch die Behandlung der oberen Hälfte der Fußsohle ratsam, speziell der Reflexzonen von Lunge, Herz und Nebennieren.

☐ Massieren Sie gründlich die Geschlechtszonen unterhalb der Fersenknöchel, zuerst die Zone der Eierstöcke, die am äußeren Knöchel liegt. Gehen Sie dann weiter quer über den hinteren Fußrücken (Eileiter) zur Gebärmutterzone unter dem inneren Fersenknöchel (siehe Abbildung Seite 85).

☐ Ebenso, wie die meisten Massagen am besten mit der Gehirnzone beginnen, hören Sie am besten mit sanftem Druck auf den Solarplexus (im Zentrum der Fußsohle) auf.

Kopfschmerzen, Müdigkeit und Schlafstörungen

Abgeschlagenheit geht häufig eine längere Phase rastlosen Tuns und verbissener Pflichterfüllung voraus. Solange wir glauben, etwas unbedingt tun zu müssen, mobilisieren Körper und Psyche erstaunliche Kräfte. Wenn aber die Anforderungen immer höher werden und keine tiefe Entspannung in Sicht ist, kommt es zum Kollaps.

Die drei Symptome werden hier gemeinsam behandelt, weil sie oft ähnliche Ursachen haben: allgemeine körperliche Überforderung, Unruhe und Unzufriedenheit. Sie können allerdings auch Zeichen organischer Krankheiten sein; gehen Sie zum Arzt, wenn die Symptome länger anhalten.

Stresshormone und falsche Illusionen fördern den Raubbau. So herrscht oft der Glaube vor, ein bestimmtes Ziel müsse unbedingt erreicht, eine schwierige Phase überwunden werden, damit eine glückliche Zeit beginnt. In vielen Fällen zeigt jedoch der Zustand der Abgeschlagenheit, dass der Einsatz zu hoch und womöglich ein Fehler war. Denn er bedeutet, dass wir kraftlos, anfällig für Krankheiten und unglücklich sind.

In vielen Fällen sind Kopfschmerzen die unmittelbare Folge von Überforderung. Eine überanspruchte Stromleitung reagiert mit Kurzschluss. Die Biosysteme des Körpers reagieren mit Schmerzen, wenn sie zu stark strapaziert werden. Wer in Anspannung und Hektik lebt, leistet außerdem weiteren Kopfschmerzursachen Vorschub: einseitigen Kopfhaltungen, Muskelverspannungen, zu wenig Pausen und körperliche Bewegung, dem schnellen Griff zur Schmerztablette. Experten zufolge ist die zu häufige Einnahme von Schmerztabletten, die z. B. Azetylsalizylsäure oder Parazetamol enthalten, nämlich verantwortlich für die Hälfte aller Fälle von chronischem Spannungskopfschmerz.

Mit Kopfschmerzen lässt sich nicht gut einschlafen. Doch auch ohne dieses Symptom finden überforderte und unzufriedene Menschen nur schwer in den Schlaf. Ungelöste Probleme halten wach. Denn die Psyche will, dass man sie löst – am besten sofort. Doch das ist nur selten möglich. Stresshormone bleiben im Blut aktiv, weil sie nicht das Signal erhalten: Auftrag erledigt, Ziel erreicht.

Selbst wenn es gelingt, einzuschlafen, wachen viele Betroffene nach einiger Zeit wieder auf. Denn auch im Schlaf ist das Gehirn hochaktiv und versucht, die Ereignisse des Tages zu bewältigen. Oft bewirken diese Ereignisse jedoch einen so starken Reizzustand, dass anhaltender Schlaf unmöglich ist.

Was tun bei überreizten Nerven?

❑ Reflexzonenmassagen sind wegen ihrer entspannenden und therapeutischen Wirkung sehr gut geeignet, um zur Ruhe zu kommen und neue Kraft zu schöpfen. Auch autogenes Training oder Qi Gong ist empfehlenswert.

❑ Spaziergänge und leichte gymnastische Übungen verbessern die Sauerstoffversorgung, speziell des Gehirns. Versuchen Sie es bei Abgeschlagenheit doch einmal mit Akupressur: Zwi-

Schädliche Umwelteinflüsse und Krankheitserreger versetzen den Organismus in Stress. Er versucht, sich mit allen Mitteln gegen sie zu wehren. Schafft er es, sprechen Wissenschaftler von einer guten Anpassungsfähigkeit. Wenn nicht, drohen Krankheiten.

Bei Kopfschmerzen sollten Sie nicht sofort zur Tablette greifen. Oft hilft schon ein Eisbeutel. Ein ausgezeichnetes Mittel gegen die Schmerzen ist Pfefferminzöl, das auf Stirn und Schläfen aufgetragen wird.

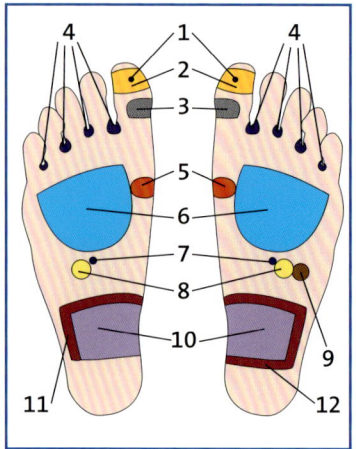

1: Hypophyse, 2: Gehirn, 3: Schilddrüse, 4: obere Lymphe, 5: Herz, 6: Lunge / Bronchien, 7: Nebennieren, 8: Solarplexus, 9: Milz (nur links), 10: Dünndarm, 11: Dickdarm, aufsteigend (nur rechts) und quer, 12: Dickdarm, quer und absteigend (nur links)

schen den Augen, links und rechts der Nasenwurzel und genau in der Mulde oberhalb der Nase befinden sich wirksame Punkte, auf die Sie jeweils einminütigen Druck ausüben sollten.

▢ Vermeiden Sie einseitige körperliche Belastungen. Machen Sie auch bei geistigen Tätigkeiten regelmäßig Pausen.

▢ Wenn Sie spätabends noch Alkohol trinken, kann der Körper im Schlaf Entzugserscheinungen bekommen und aufwachen. Auch späte Mahlzeiten können wegen des späteren und plötzlichen Blutzuckerabfalls wach machen.

▢ Das Schlafzimmer sollte gut abgedunkelt, ruhig und nicht zu warm sein – maximal 18 °C.

▢ Führen Sie Tagebuch darüber, zu welchen Zeiten Sie am besten einschlafen können. Es gibt keine »richtige« Uhrzeit, und bei manchen Menschen ist der Biorhythmus eben erst nach Mitternacht auf Ruhe programmiert. Gehen Sie jedoch möglichst immer zur gleichen Zeit ins Bett.

Massage zur Erholung und Entspannung

▢ Nach den einleitenden Streichungen, die in diesem Fall besonders wichtig sind, sollten Sie die Gehirn- und Hypophysenzone auf dem obersten Großzehknöchel, dann die Schilddrüsenzone auf dem untersten Knöchel sanft massieren.

▢ Nehmen Sie die oberen Lymphzonen zwischen den Zehen scherenartig zwischen Daumen und Zeigefinger, und streichen Sie aufwärts.

▢ Behandeln Sie nun nacheinander die Herz-, Atem-, Milz- und Nebennierenzonen auf der Fußsohle.

▢ Führen Sie die Behandlung ohne Eile durch. Massieren Sie zum Abschluss nur sanft die Solarplexuszone. Sie können aber auch noch einen wohltuenden Umweg machen: Zuerst die Rücken- und Darmzonen massieren, dann über die unteren Lymphzonen (siehe Grafik Seite 85) streichen und abschließend beruhigend auf die Solarplexuszone einwirken.

Psychosomatische Leiden

Viele Menschen werden trotz gesunder Lebensgewohnheiten krank, weil sie unglücklich sind oder mit Konflikten nicht fertig werden. In diesen Fällen liegt oft ein allgemeines Ungleichgewicht des Organismus vor: Negative Impulse teilen sich über das vegetative Nervensystem den Organen mit. Sie erhalten gewissermaßen Störsignale, und einige reagieren auch gestört. Das Feld der psychosomatischen Krankheiten ist schwierig. Oft lässt sich für die deutlichen Symptome Betroffener keine organische Ursache finden. Manche werden sogar als Hypochonder abgestempelt – sie sollten sich einen Arzt mit Verständnis suchen.

Ob Atembeschwerden, Hautveränderungen, Juckreiz, Verdauungsstörungen, Kopfschmerzen, Magen- und Rückenschmerzen oder Herzprobleme – es gibt fast kein Symptom, das nicht auch psychosomatisch begründet sein könnte. Die vorherige Abklärung, ob eine organische Ursache vorliegt, ist natürlich sehr wichtig. Gibt es keine, kann die Reflexzonenmassage auf zwei Ebenen helfen: Wegen ihrer ganzheitlichen und emotionalen Wirkungsweise ist sie eine Wohltat für Menschen, die das Gefühl haben, keinen festen Boden unter den Füßen zu haben. Zum anderen lindert sie psychosomatische Symptome und regt sogar zur Lösung von Konflikten an.

Lindernde Reflexzonenmassage

◻ Lassen Sie sich von einem anderen Menschen nur massieren, wenn Sie ihm vertrauen und unvoreingenommen gegenüberstehen. Gerade bei psychosomatischen Störungen liegen viele Konflikte im Verborgenen. Sie können – ohne bösen Willen – von Menschen ausgelöst werden, denen man sich sehr nahe fühlt. Im Zweifel sollte die Massage besser von Ihnen selbst oder einem Therapeuten durchgeführt werden.

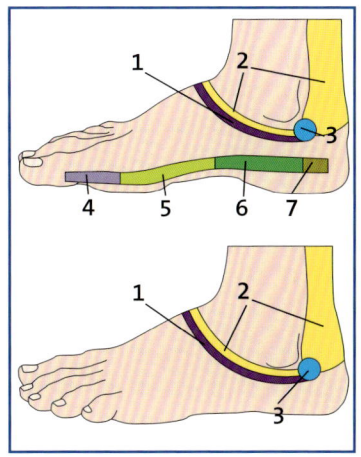

1: Ei- bzw. Samenleiter, 2: untere Lymphe, 3: Gebärmutter / Scheide / Eierstöcke bzw. Prostata / Penis / Hoden, 4: Halswirbelsäule, 5: Brustwirbelsäule, 6: Lendenwirbelsäule, 7: Kreuz- und Steißbein

Eine interessante Studie deckte auf, wie eng Seele und Abwehrkraft zusammenspielen. Demnach sorgt schlechte Laune nicht nur für eine geringere Zahl von Abwehrzellen im Blut. Umgekehrt soll auch ein schwaches Abwehrsystem negative Nervenimpulse auslösen und auf die Stimmung drücken.

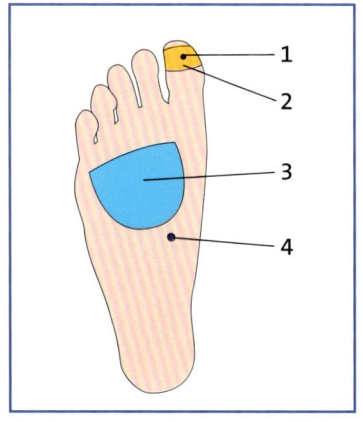

1: Hypophyse, 2: Gehirn,
3: Lunge / Bronchien, 4: Nebennieren

☐ Bei psychosomatischen Leiden ist es besonders wichtig, die Behandlung nicht mechanisch, sondern mit Gefühl durchzuführen. Freunden Sie sich bei den Streicheleinheiten mit Ihren Füßen an. Schon damit haben Sie viel erreicht.

☐ Die wichtigsten Zonen bei der Behandlung von psychosomatischen Leiden sind die Gehirn- und Hypophysenzone auf dem großen Zeh, die Atemzonen unterhalb der Grundgelenke, die Nebennierenzonen im mittleren Fußbereich und die Geschlechtszonen unterhalb der inneren und äußeren Fußgelenke (siehe Abbildung Seite 85). Behandeln Sie diese Gebiete nicht zu fest, und achten Sie darauf, welche Impulse durch die Berührungen ausgelöst werden.

☐ Behandeln Sie außerdem die Reflexzonen, die den Körperteilen entsprechen, bei denen sich Symptome zeigen: die Rückenzonen bei Rückenschmerzen, die Magen- und Darmzonen bei Magenschmerzen oder Verstopfung usw.

Rheumatische Erkrankungen

»Rheuma« ist eine allgemeine Bezeichnung für zahlreiche Erkrankungen der Gelenke, Knochen, Sehnen und Muskeln. Im Allgemeinen lassen sich zwei große Krankheitsgruppen unterscheiden: Arthrose und Arthritis. Bei »Rheuma« stellen Fußreflexzonenmassagen eine hervorragende begleitende Behandlung dar. Dies hat mit der Entstehung und den Symptomen dieser weit verbreiteten Krankheit zu tun.

Rheumatische Arthrose – was ist das?

Von einer Arthrose spricht der Arzt, wenn er Abnutzungserscheinungen feststellt: Vor allem das Biomaterial der Wirbelsäule und Schultern, der Ellbogen, der Knie und der Hüften kann durch jahrelange starke Belastungen geschädigt sein. Gefährdet sind in erster Linie die Gelenkknorpel. Sie dienen

Die Grenze zwischen Arthritis und Arthrose ist nicht immer leicht zu ziehen: Abgenutzte Gelenke können das Gewebe reizen und zu Entzündungen führen (Arthritis). Ebenso können Gelenkentzündungen langfristig zum Gelenkabbau führen (Arthrose).

dazu, Knochen gegeneinander abzufedern und für geschmeidige Bewegungen zu sorgen. Wenn sie im Lauf der Zeit rissig werden, ausdünnen und an Elastizität einbüßen, entstehen Schmerzen. Die Knochen – z. B. von Oberarm und Schulter – stoßen dann bei Bewegungen schonungsloser aufeinander. Es kommt zu harten Reibungen, die Gewebe und Nerven reizen. Auch Knorpelsplitter können – so bei Meniskusverletzungen am Knie – Reizungen hervorrufen.

Wenn der Arzt von Arthritis spricht

Die zweite große Gruppe rheumatischer Erkrankungen – zusammengefasst unter dem Namen Arthritis – entsteht ganz anders. Hier wird das Knorpelgewebe entweder aufgrund von Infektionen angegriffen oder durch das eigene Immunsystem. Dann bekämpfen Abwehrzellen, die uns so oft vor Leiden schützen, die Gelenkzellen des eigenen Körpers. Warum sie es tun, wissen Forscher nicht genau. Wahrscheinlich kommt es zuerst zu fehlgesteuerten Zellteilungen und Wucherungen im Gewebe. Dies alarmiert Immunzellen, die Entzündungen hervorrufen. Diese Entzündungen sind der eigentliche Grund für die Beschwerden. Sie können bei schwerem Rheuma zur Deformation der Gelenke führen.

Ob ein Mensch mit Gelenkschmerzen unter Arthrose oder Arthritis leidet, kann nur der Arzt feststellen. Eine Faustregel besagt: Quälen die Schmerzen in Ruhe – schon vor dem morgendlichen Aufstehen – handelt es sich um eine entzündliche Arthritis. Bei Bewegung werden die Beschwerden oft weniger oder verschwinden. Denn dadurch können Stoffe, die Entzündungen auslösen, besser abgebaut werden.

Anders ist die Situation bei einer Arthrose: Hier treten die Schmerzen erst bei Bewegungen auf, da sich erst dann schmerzhaft bemerkbar macht, dass »Knorpelstoßdämpfer« in den Gelenken fehlen.

Abnutzungserscheinungen gehören zum Leben dazu, jeder bekommt sie mit den Jahren. Doch müssen degenerative Veränderungen an den Gelenken keineswegs zu ernsten Beschwerden führen. Viele haben sie, ohne etwas zu merken.

Auf Arthritis weisen aufgrund der Entzündungen Hitzegefühle und Schwellungen im Gewebe hin. Hier schaffen Kältebehandlungen Linderung. Bei durch Verschleiß bedingten Arthrosen wirken dagegen Wärmeanwendungen erleichternd, die man bei Arthritis auf keinen Fall anwenden darf.

Die Vorteile der Reflexzonenbehandlung

Mehr oder weniger starke Medikamente werden verschrieben, um die Leiden von Rheumapatienten zu lindern. In vielen Fällen kann die Anwendung der Reflexzonenmassage die Abhängigkeit von Medikamenten zumindest eindämmen. Denn sie ist eine Behandlung, die auf das Kommunikationssystem des Körpers eingeht und heilsame Signale zum Nervensystem schickt. Nerven- und Immunsystem sind eng miteinander verschaltet, und so kann durch Reflexzonenmassagen das schädliche Wirken von Immunzellen gebremst werden.

Wenn Gelenke unter Abnutzungserscheinungen leiden – der Arthrose –, lassen sich diese nicht rückgängig machen. Doch ihr Fortschreiten kann gestoppt und Schmerzen können bekämpft werden. Fußmassagen lindern Schmerzen, weil sie den Körper entspannen und die Ausschüttung von körpereigenen schmerzstillenden Endorphinen anregen. Sie fördern die Durchblutung und Ernährung des geschädigten Gewebes. Betroffenen fällt es leichter, sich zu bewegen, anstatt – aus Angst vor Schmerzen – sich im heimischen Sessel zu schonen.

Reflexzonenbehandlung bei Gelenkbeschwerden

◻ Bei Arthrose – ebenso wie bei Arthritis – sollten Sie mit der Massage der Gehirn- und Hormonzonen auf dem großen Zeh beginnen. Denn der Gehirnbereich hat gleichermaßen Einfluss auf die Immunaktivität wie auf die Wahrnehmung von Schmerzen. Massieren Sie dann die Rückenzonen auf den inneren Fußkanten. Ein schmerzendes Arm- oder Beingelenk ist letztlich an der Wirbelsäule »aufgehängt«, und Schmerzen entstehen oft durch Wechselwirkungen zwischen verschiedenen Körperteilen. Massieren Sie die Rückenzonen mit deutlichem Druck, und lassen Sie sich Zeit dabei.

◻ Behandeln Sie nun die Zone für das Körperteil, an dem sich die Beschwerden zeigen – z. B. Knie, Schulter oder Hüfte.

Bewegung ist sehr wichtig, um Gelenkschäden einzudämmen. Sie fördert die Nähr- und Sauerstoffversorgung des Gewebes und bewirkt, dass ausreichend Gelenkschmiere gebildet wird, die für ein geschmeidiges Zusammenspiel der Knochen von Bedeutung ist.

1: untere Lymphe, 2: Halswirbelsäule, 3: Brustwirbelsäule, 4: Lendenwirbelsäule, 5: Kreuz- und Steißbein

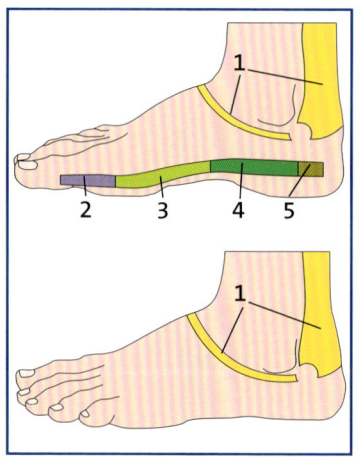

◻ Wenn Sie unter der entzündlichen Arthritis leiden, sollten Sie sich auch ausführlich den Lymphzonen widmen. Tasten Sie mit der Kuppe von Zeigefinger oder Daumen die Mulden zwischen den Zehen ab. Legen Sie einen Finger über die Mulde (also zwischen zwei Zehengrundgelenke) und den anderen darunter. Bewegen Sie die Fingerkuppen nun in diesem Zangengriff über die oberen Lymphzonen. Massieren Sie auch die Milzzone – am seitlichen Fußzentrum gelegen – und die Lymphzonen auf den Unterschenkeln.

◻ Bei Arthritis ist außerdem die Behandlung der Nebennierenzonen oberhalb der Nierenzone wichtig. Am besten streichen Sie behutsam mit der Kuppe des Zeigefingers darüber.

◻ Zum Abschluss sollten Sie auf jeden Fall den Daumen beruhigend auf die Zone des Solarplexus legen.

1: Hypophyse, 2: Gehirn, 3: Schilddrüse, 4: Nebennieren, 5: Milz (nur links), 6: Nieren, 7: Solarplexus

Rückenschmerzen

Auch die Rückenwirbel können von entzündlichen Vorgängen oder Verschleißerscheinungen betroffen sein. Doch Rückenschmerzen haben oft auch seelische Ursachen.

Die Wirbelsäule spielt beim Gelenkaufbau des Körpers eine Sonderrolle. Sie sorgt sowohl für Beweglichkeit als auch für die Statik und enthält das Rückenmark mit seinen zahllosen Nervenverbindungen.

Knorpelscheiben zwischen den Wirbeln – die Bandscheiben – dämpfen Belastungen ab und sorgen für elastische Beweglichkeit. Im Lauf der Zeit können sie mürbe werden, ausdünnen oder aufplatzen. Beim berüchtigten Bandscheibenvorfall tritt die gallertartige Masse im Inneren einer Bandscheibe nach außen. Wenn sie dadurch einen Nerv reizt, entstehen starke Schmerzen. Bandscheibenvorfälle haben heute jedoch viel von ihrem Schrecken verloren. Man weiß inzwischen, dass viele Menschen mit geschädigten Bandscheiben herumlaufen,

Bandscheibenvorfälle passieren häufig dort, wo die Belastung für das Rückgrat am höchsten ist: in Beckenhöhe, im Bereich zwischen dem vierten Lendenwirbel und dem Kreuzbein.

ohne Beschwerden zu haben. Operationen werden nur noch in wenigen, schweren Fällen vorgenommen. Oft hilft Krankengymnastik besser.

20 Millionen Deutschen tut der Rücken weh

Fast jeder vierte Mensch in Deutschland klagt über Rückenbeschwerden. In der Mehrzahl der Fälle sprechen Ärzte von Verspannungen – erkennen aber keine organische Ursache. Meistens drückt nicht die Bandscheibe auf einen Nerv, sondern verkrampfte Muskeln sorgen für Schmerzen.

Der Hals-Schulter- und der Lendenbereich sind am häufigsten betroffen. Eine wichtige Ursache ist unser heutiges »Schreibtischleben«. Der Rücken ist entwicklungsgeschichtlich für vielseitige und regelmäßige Bewegungen konstruiert worden. Einseitige Beanspruchung überfordert manche der Muskeln, Knorpel und Sehnen und unterfordert andere. Zu schwache, untrainierte Rückenmuskeln machen es der Wirbelsäule buchstäblich schwer, den Körper zu tragen – und Überlastung verursacht Schmerzen.

Einfache Tipps mit großer Wirkung

Wenn Sie tagsüber eine vor allem sitzende Tätigkeit ausüben, können Sie Ihren Rücken schon mit Hilfe simpler Übungen fit halten: Verschränken Sie z. B. im Bett die Hände hinter dem Kopf, und kommen Sie dann mit dem Oberkörper hoch. Sie können auch im Stehen den Oberkörper beugen, und anschließend die Arme locker verschränken und über dem Boden baumeln lassen.

Auch wenn akute Rückenschmerzen Sie plagen, sollten Sie allenfalls zwei Tage ruhen – andernfalls wird zu viel Muskelmasse abgebaut. Sie fördern die Genesung durch ein behutsames Bewegungsprogramm, weil dadurch die Muskeln besser durchblutet und wieder lockerer werden.

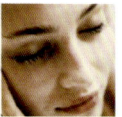

Info

Mindestens genauso entscheidend für Rückenschmerzen wie Fehlbelastungen sind Stress, Ärger und Sorgen. Negative Empfindungen werden über die Nervengeflechte des Rückenmarks sofort den umliegenden Muskelgruppen mitgeteilt. Schlechte Stimmung »drückt« auf das Gewebe, das dann verhärtet und verkrampft.

Die entspannende Wirkung von Fußreflexzonenmassagen ist bei Rückenbeschwerden wertvoll. Und wenn Stress oder Unausgeglichenheit die Beschwerden auslösen, gibt es kaum eine bessere Anwendung.

Rückenzonenbehandlung

☐ Massieren Sie die Gehirnzonen auf dem obersten Großzehenglied.

☐ Massieren Sie die gesamten Rückenzonen an den Fußinnenkanten. Wiederholen Sie die Behandlung mehrmals an der Zone, die den schmerzenden Wirbelbereich reflektiert, z. B. an der Lendenwirbelzone.

☐ Wenn der Schmerz im oberen Bereich des Rückens liegt, sollten Sie auch die Schulter- und Armzonen außen seitlich des kleinen Zehs berücksichtigen.

☐ Schließen Sie die Behandlung durch beruhigenden Druck auf die Solarplexuszone ab.

1: Gehirn, 2: Solarplexus

Sexuelle Probleme

Viele Paare sind unzufrieden mit ihrem Liebesleben, ohne dass sie »mechanische« Probleme haben: Der Geschlechtsakt klappt, macht aber zu wenig Spaß. Auf Dauer kann die Lustlosigkeit natürlich auch zu »technischem Versagen« auf beiden Seiten führen.

Ganz anders sieht es aus, wenn trotz harmonischer Partnerschaft sexuelle Probleme auftreten. Reagieren dann die Sexualorgane oft anders als gewünscht, gibt es häufig organische Gründe. Nach neueren Untersuchungen soll mangelnde männliche Erektionsfähigkeit sogar in zwei Dritteln der Fälle durch Durchblutungsstörungen, Arteriosklerose, Diabetes mellitus, Medikamente oder Unfälle bedingt sein. Auch Hormonstörungen kommen bei beiden Geschlechtern noch hinzu.

1: Halswirbelsäule, 2: Brustwirbelsäule, 3: Lendenwirbelsäule, 4: Kreuz- und Steißbein, 5: Schultergürtel, 6: Schultergelenk, 7: Arme

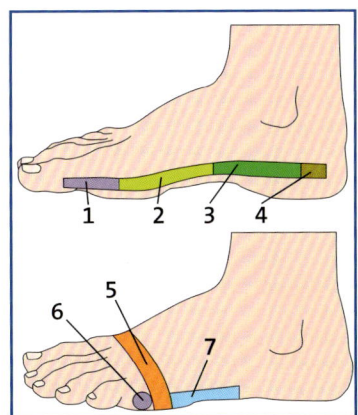

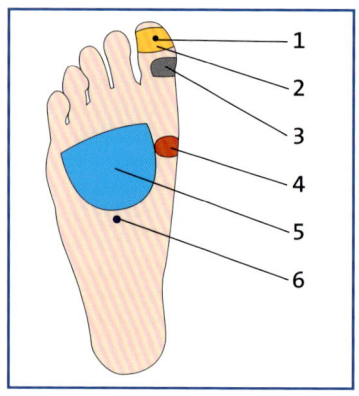

1: Hypophyse, 2: Gehirn, 3: Schilddrüse,
4: Herz, 5: Lunge / Bronchien,
6: Nebennieren

1: Ei- bzw. Samenleiter,
2: Gebärmutter / Scheide / Eierstöcke
bzw. Prostata / Penis / Hoden

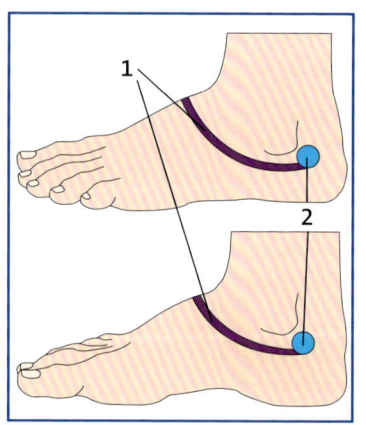

Die Heilungschancen sind gut

Wegen der sehr guten Heilungschancen in solchen Fällen sollten Männer mit Erektionsproblemen unbedingt zum Facharzt gehen. Zeitweiliger Frust beim Sex ist zudem völlig normal; dies kann an geistiger Zerstreutheit oder körperlicher Erschöpfung liegen. Wer Reflexzonenmassage betreibt, wird solche Ausfälle aber wahrscheinlich seltener erleben. Die Behandlung stärkt zum einen die Durchblutung der Sexualorgane und zum anderen die Konzentrationsfähigkeit. Außerdem baut sie Stresshormone ab – und damit die größten Feinde erotischer Stunden zu zweit.

Partnerreflexzonenmassagen helfen übrigens auch, mehr Schwung ins Liebesleben zu bringen. Und zwar gerade, weil bei ihnen nicht an Sex gedacht wird. Man berührt den Partner, um seine Gesundheit und sein allgemeines Wohlbefinden zu fördern. Dabei lernt man ihn auf eine neue Weise kennen und kommt ihm sehr nahe.

Reflexzonenmassage für mehr Pep im Bett

❑ Die Behandlung der Gehirn-, Hypophysen- und Schilddrüsenzonen auf dem Großzeh soll für Ausgeglichenheit und Energie sorgen.

❑ Gute Durchblutung, Kraft und Ausdauer verleiht die Behandlung von Herz- und Atemzonen.

❑ Behandeln Sie auch die Nebennierenzonen, die zwischen dem zweiten und dritten Grundgelenk zentral auf der Fußsohle liegen.

❑ Widmen Sie sich schließlich der Zonen für Eierstöcke bzw. Hoden unterhalb der äußeren Fersenknöchel. Massieren Sie dann quer über den Fußrücken, wo die Zonen für Eileiter / Samenleiter liegen, bis Sie unterhalb des inneren Knöchels die Zonen für Vagina / Gebärmutter bzw. Penis / Prostata erreichen und behutsam behandeln.

Verdauungsbeschwerden

Die Ratschläge von Ernährungswissenschaftlern, wie eine gesunde Verdauung und Normalgewicht zu erreichen sind, lassen sich einfach zusammenfassen: von allem ein bisschen essen, aber nicht über den Hunger. Das ist leider oft nicht zu befolgen. Der Mensch neigt dazu, es sich gut gehen zu lassen. Und das ist auch gut und gesund so. Wer sich Genuss aus der Furcht heraus versagt, er könnte eventuell schädlich sein, schwächt seine Abwehrkräfte. Neue Untersuchungen belegen, dass das Immunsystem stark auf die Psyche reagiert. Wenn wir uns wohl fühlen, sind die Abwehrzellen aktiver.

Gegen schädliche Gewohnheiten

Probleme entstehen dann, wenn schädliche, aber lieb gewonnene Gewohnheiten langfristig zu Frust und Krankheit führen. Zu reichliches und einseitiges Essen z. B. macht dick und schädigt die Organe.

Reflexzonenmassagen helfen, schädliche Angewohnheiten abzulegen. Die Grenze zwischen Gewohnheit und Sucht ist nur schwer zu ziehen. Man könnte sagen, dass Süchte schädliche Gewohnheiten sind, die Betroffene aus eigener Kraft nur schwer ablegen können.

Heißhunger überlisten und die Verdauung fördern

Natürlich kosten alle Maßnahmen zur Gewichtsreduktion Überwindung und vor allem einen eisernen Willen. Sie sollten deshalb zu Beginn möglichst zweimal täglich eine Reflexzonenmassage durchführen – während der ersten und der zweiten Tageshälfte. Wenn möglich, behandeln Sie Ihre Füße auch jedes Mal, wenn der Heißhunger übermächtig zu werden droht und Sie glauben, nicht durchhalten zu können. Die Behandlungen bringen Sie auf andere Gedanken und ver-

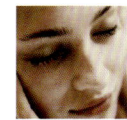

Info

Ratsam sind Massagen direkt vor den Mahlzeiten. Sie helfen, sich auf das Essen innerlich vorzubereiten und es bewusst zu genießen. Außerdem wird während der Behandlung Frust und Stress abgebaut, den man sonst beim Essen abreagiert.

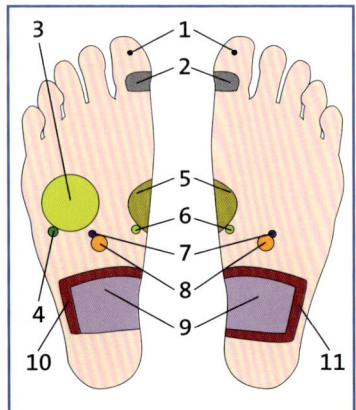

1: Hypophyse, 2: Schilddrüse, 3: Leber (nur rechts), 4: Gallenblase (nur rechts), 5: Magen, 6: Bauchspeicheldrüse, 7: Nebennieren, 8: Nieren, 9: Dünndarm, 10: Dickdarm, aufsteigend (nur rechts) und quer, 11: Dickdarm, quer und absteigend (nur links)

1: Harnleiter, 2: Blase, 3: After

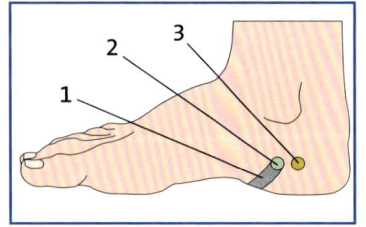

scheuchen Hungergefühle. Außerdem können Sie vielen Problemen mit Magen und Darm durch Reflexzonenbehandlungen vorbeugen und Beschwerden in diesen Bereichen lindern. Die folgende Behandlung ist also auch bei Magenschmerzen, Völlegefühlen, Durchfall oder Verstopfung empfehlenswert.

Behandlung für einen gesunden Darm

❑ Massieren Sie das oberste Großzehenglied behutsam, lange und in kleinen Schritten. Kreisen Sie über der Hypophysenzone, und behandeln Sie weiter unten beim Grundgelenk die Schilddrüsenzone.

❑ Behandeln Sie dann die Magenzone unter dem Großzehballen, die Bauchspeicheldrüse sowie die Leber- und Gallenblasenzone in der Nähe des äußeren Fußsohlenrandes.

❑ Etwas weiter in Richtung Ferse, im Bereich zwischen dem zweiten und dritten Zeh, folgt die Behandlung von Nebennieren- und Nierenzone. Die Nebennieren sind doppelt interessant: Die Hormondrüse kann für Heißhunger oder aber Gelassenheit sorgen. Und außerdem werden mit ihrer Hilfe Energien ökonomisch freigesetzt. Massieren Sie auch den Harnleiter und schließlich die Blasenzone in der Nähe des hervorspringenden Fersenknöchels.

❑ Widmen Sie sich schließlich den Darmzonen. Beginnen Sie mit den Dünndarmzonen im Zentrum zwischen Mittelfuß und Ferse. Massieren Sie dann kräftig den aufsteigenden Dickdarm am Rand der rechten Fußsohle zwischen Ferse und Mittelfuß. Gehen Sie an der Mitte des Fußes quer über die Sohle zur anderen Seite. Massieren Sie weiter am linken Fuß – beginnend an der Innenkante der Sohle und quer über den Mittelfuß. Unterhalb des kleinen Zehs bewegen Sie sich abwärts in Richtung Ferse, um unten schließlich den Weg zurück zur Innenkante zu gehen und seitlich am Fuß bis zur Afterzone zu gelangen.

Über den Autor

Carsten Klemann studierte Philosophie, Ethnologie und Psychologie. Er ist als Fachjournalist und -autor tätig und beschäftigt sich hauptsächlich mit den Themen »Gesundheit« und »Psychologie«.

Literatur

Bettschart, Bernd/Glaeske, Gerd/Langbein, Kurt et al.: Bittere Naturmedizin. Kiepenheuer & Witsch. Köln 1995
Brenner, Klaus-Ulrich/Snell, Richard S.: Klinische Anatomie. Weltbild Verlag. Augsburg 1995
Klemann, Carsten: Handreflexzonenmassage. Südwest Verlag. 2. Auflage, München 2001
Marquardt, Hanne: Praktisches Lehrbuch für Reflexzonenarbeit am Fuß. Hippokrates Verlag. Stuttgart 1994
Otto, Gabriele: Fußreflexzonenmassage. Südwest Verlag. 3. Auflage, München 2002

Hinweis

Das vorliegende Buch ist sorgfältig erarbeitet worden. Dennoch erfolgen alle Angaben ohne Gewähr. Weder Autor noch Verlag können für eventuelle Nachteile oder Schäden, die aus den im Buch gemachten praktischen Hinweisen resultieren, eine Haftung übernehmen.

Bildnachweis

Ifa-Bilderteam, München: 20 (Comnet); Image Bank, München: 2 li. (Pete Pacifica), 24 re. (Ghislain & Marie David de Lossy); Image Source, Köln: U1 li. (Daniel Thistlethwaite); Jump, Hamburg: 4, 30 (Kristiane Vey); Mauritius-Bildagentur, Mittenwald: 10 (age), 34 (Stock Image); Photonica, Hamburg: 24 li., 24 re. (Neo Vision); Südwest Verlag, München: U1 re. (Kristiane Vey/Jump); Zefa, Düsseldorf: 3 re. o. (G. June), 68 (A. B.)

Impressum

Der Südwest Verlag ist ein Unternehmen der Econ Ullstein List Verlag GmbH & Co. KG, München.
© 2002 Econ Ullstein List Verlag GmbH & Co. KG, München

Alle Rechte vorbehalten. Nachdruck – auch auszugsweise – nur mit Genehmigung des Verlags.

Redaktion:
Dr. Ulrike Kretschmer
Dr. Alex Klubertanz
Projektleitung:
Dr. Ulrike Kretschmer
Redaktionsleitung:
Dr. Christiane Lentz
Bildredaktion:
Tanja Nerger
Produktion: Manfred Metzger (Leitung), Annette Aatz
Umschlagkonzept und Layout:
Lohmüller Werbeagentur, Berlin
Umschlag: Reinhard Soll
Satz: Dr. Alex Klubertanz
Grafiken: Christian Hilt
Druck: Peschke-Druck, München
Bindung: R. Oldenbourg, München

Printed in Germany
Gedruckt auf chlor- und säurearmem Papier

ISBN 3-517-06603-6